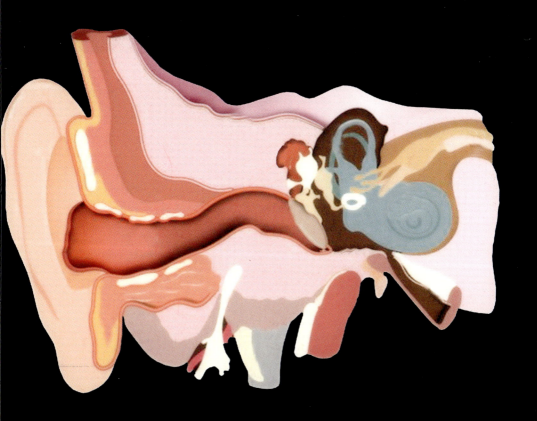

SURDEZ

SURDEZ
AQUISIÇÃO DE LINGUAGEM E INCLUSÃO SOCIAL

Segunda Edição

Rachel de Carvalho Pereira
Fonoaudióloga
Especialista em Psicomotricidade pela Universidade Cândido Mendes (UCAM), RJ
Especialista em Educação Inclusiva pela UCAM, RJ
Complementação Pedagógica – Didática do Ensino Superior pela UCAM, RJ
Tutora Conteudista e Colunista do Portal Educação
Docente da Graduação do Centro Universitário Celso Lisboa (UCL), RJ
Terapeuta Floral

REVINTER

Surdez – Aquisição de Linguagem e Inclusão Social, Segunda Edição
Copyright © 2015 by Livraria e Editora Revinter Ltda.

ISBN 978-85-372-0641-6

Todos os direitos reservados.
É expressamente proibida a reprodução
deste livro, no seu todo ou em parte,
por quaisquer meios, sem o consentimento,
por escrito, da Editora.

Contato com a autor:
rachelpconnector@gmail.com

CIP-BRASIL. CATALOGAÇÃO-NA-PUBLICAÇÃO
SINDICATO NACIONAL DOS EDITORES DE LIVROS, RJ
P492s
2. ed.

Pereira, Rachel de Carvalho
   Surdez : aquisição de linguagem e inclusão social / Rachel de Carvalho Pereira. - 2. ed. -
Rio de Janeiro : Revinter, 2015.
   il.

Inclui bibliografia e índice
introdução
ISBN 978-85-372-0641-6

1. Surdez - Etiologia. 2. Deficientes auditivos - Brasil. I. Título.

15-20341   CDD: 617.8
                                     CDU: 617.8

A precisão das indicações, as reações adversas e as relações de dosagem para as drogas citadas
nesta obra podem sofrer alterações.
Solicitamos que o leitor reveja a farmacologia dos medicamentos aqui mencionados.
A responsabilidade civil e criminal, perante terceiros e perante a Editora Revinter, sobre o conteúdo
total desta obra, incluindo as ilustrações e autorizações/créditos correspondentes, é do(s) autor(es)
da mesma.

Livraria e Editora REVINTER Ltda.
Rua do Matoso, 170 – Tijuca
20270-135 – Rio de Janeiro – RJ
Tel.: (21) 2563-9700 – Fax: (21) 2563-9701
livraria@revinter.com.br – www.revinter.com.br

Dedicatória

A toda minha maravilhosa família.

Aos meus pais Abigail e Eduardo, meu irmão Victor e minha tia Abigail Caraciki, pelo grande incentivo e ajuda na minha vida acadêmica e profissional.

Ao meu marido Thiago, pelo incentivo.

Aos estudiosos e educadores que possam não só usufruir, mas também evoluir seu conteúdo.

Às minhas primeiras alunas: Andreia de Araujo Teixeira; Amanda Cristina Torres Pereira; Amanda da Silva Vieira; Caroline Pereira Ribeiro; Fabiola Cardoso Ferreira Silva; Lais do Nascimento Silva; Lilian Gomes de Cerqueira; Maura Luiza Sabino da Conceição; Monique Araujo Oliveira dos Santos; Regia Camila de Souza Tulli; Rose Lúcia Regis de Lima Aredes das Neves; Samya Laltuf de Oliveira; Sandra Helena dos Santos da Silva; Sheyla Godois de Almeida; Sonia Maria Peçanha de Lima; Tatiana Claudia de Carvalho Fernandes; e Vanessa Sena Santos.

Agradecimento

Às incontáveis crianças que passaram pelas minhas mãos.

À Andréa Reis de Almeida, Márcia Cristina Bastos de Campos Freitas e Marisa Preza Gonzales, pelo carinho e incentivo.

Às professoras Cristina Maria de Carvalho Dias, Mônica Wagner Liporaci e Mary Sue Carvalho Pereira, pela força, carinho e orientação.

Aos meus pacientes, cuja confiança me permite progredir.

Aos meus alunos, aos quais ensinar me permite aprender.

Prefácio

A credito que sentimentos e dons fluem pela vida de cada um de nós e que em algumas pessoas se derramam em palavras.

Assim, lendo as informações contidas neste livro, sinto como se fizesse parte desta obra, pois nele me vejo e nele me realizo, através da vivência desta jovem autora.

Rachel luta por um mundo MELHOR E ACESSÍVEL para os portadores de deficiência auditiva. Por intermédio de seu trabalho fonoaudiológico e pedagógico, realizados em seus atendimentos individuais ou em grupo, de suas ações políticas, da superação dos desafios encontrados no cotidiano com garra e coragem, ela vai abrindo caminho, com este livro, rumo a este mundo melhor.

Obrigada, amiga, por ter feito parte da sua vida profissional e, principalmente, deste seu primeiro livro.

Marisa Preza Gonzales

Resumo

Um grande número de crianças surdas não adquire linguagem pelo fato de a família e a sociedade não darem a devida atenção, acarretando atraso no desenvolvimento linguístico infantil. Sendo assim, o Surdo não consegue estabelecer a comunicação, sendo então excluído da sociedade.

A surdez, e a consequente mudez, eram confundidas com uma inferioridade de inteligência. É verdade, porém, que a ausência da linguagem influi profundamente no desenvolvimento psicossocial do indivíduo. Felizmente, o Surdo pode aprender a se comunicar utilizando a língua dos sinais, ou a própria língua falada, o que favorece sua inclusão na sociedade.

A fundamentação do estudo está apoiada nos referentes teóricos que tratam da surdez, enfocada a partir da visão de educação especializada, de educação inclusiva, da família e da participação em Fonoaudiologia.

Como área de estudo escolhemos a Associação de Assistência à Criança Surda, por se constituir em uma organização de trabalho cuja equipe interdisciplinar está voltada à integração e inclusão social do Surdo, como também pela característica de admitir alunos surdos e ouvintes, para favorecer a inclusão desejada.

A primeira parte deste trabalho enfoca o histórico e as filosofias educacionais de educação do Surdo com enfoque maior na Filosofia Oralista, seguida do Método Audiofonatório ou Perdoncini.

A segunda parte aborda a aquisição da linguagem do Surdo, onde é feita uma ponte com a aquisição da linguagem pelo ouvinte.

Por último, focalizamos a participação da família e o papel da escola para que o Surdo seja incluído como um todo.

O Mundo dos Surdos

Todos os dias acordamos, lavamos o rosto, tomamos nosso café da manhã e saímos para trabalhar. Ao lavarmos o rosto, o barulho da água saindo pela torneira nos anima para começar o dia. Na cozinha, a torradeira apita e nos avisa que a torrada está pronta. No caminho para o trabalho, o som dos automóveis nos orienta para atravessarmos a rua.
Mas... e se você não pudesse ouvir?
Não se animaria para trabalhar, queimaria a torrada e não conseguiria atravessar a rua?
Existe um grupo de pessoas que lida com esta situação todos os dias, pessoas que não ouvem e precisam absorver o mundo com os olhos.
Muitas situações que poderiam ser um problema são contornadas facilmente. A beleza do som da água é substituída pela beleza de sua imagem jorrando pela torneira, a torradeira acende, e no caminho para o trabalho, o risco de atravessar a rua é menor, já que não podem se distrair por um momento.
Você sabe de quem estamos falando?
Sim, estamos nos referindo às pessoas surdas.
Pessoas que não fazem de sua condição um limite para alcançar seus objetivos e sim uma ponte para descobrir novas fronteiras de ver e viver o mundo.
O mundo do Surdo é especial e diferente.
É um mundo cercado de luz, cores, movimento, expressões de tristeza e alegrias e tudo o que se pode captar com os olhos.

Casa de Cultura do Silêncio

Sumário

Introdução.   1

1 Perspectiva Histórica da Educação do Aluno Surdo.   5

2 Filosofias Educacionais para Surdos   9

3 Metodologias de Oralização 17

4 A Criança Ouvinte, a Surda e o Mundo Sonoro 39

5 Técnicas de Oralização 55

6 A Família 77

7 Educação Inclusiva 87

Conclusão 101

Anexo I 103

Anexo II 105

Anexo III 107

Anexo IV 109

Anexo V 111

Anexo VI 113

Anexo VII 117

Anexo VIII 119

Bibliografia 123

Índice Remissivo 127

Introdução

Para que o Surdo seja incluído na sociedade é necessário que o mesmo possua uma linguagem, se comunicando com qualquer indivíduo, compreendendo e se fazendo compreender.

Durante muito tempo o Surdo foi considerado como deficiente sensorial, motor e mental, vindo daí a expressão "surdo-mudo", que significa ausência de audição e incapacidade para articular a palavra.

Atualmente, o Surdo é considerado um indivíduo normal, apenas portador de necessidades educacionais especiais no seu processo de comunicação humana, principalmente se a ele forem dadas oportunidades de um diagnóstico precoce e de uma correta e integral educação.

Ser Surdo significa viver num mundo organizado, mas transformado, de um modo diferente!

A orelha é o órgão relacionado à audição onde se captam os sons, transformando-os em estímulos elétricos e enviando-os para o nervo auditivo, indo, em seguida, para o cérebro, onde serão decodificados.

A orelha é dividida em três partes:

- *Orelha externa:* formada pelo pavilhão auditivo e o canal auditivo. Local onde são captados os sons.
- *Orelha média:* é um espaço entre o tímpano e a orelha interna. Possui três pequenos ossos: martelo, bigorna e estribo. Sua função é amplificar o som e fazer com que o líquido presente na cóclea (orelha interna) se movimente.
- *Orelha interna:* formada pela cóclea, onde existem células ciliadas imersas em um líquido que vibram na presença do som, transformando-o em impulsos elétricos que serão mandados para o cérebro para serem decodificados. Junto à cóclea há o labirinto, que é o órgão responsável pelo equilíbrio.

A surdez caracteriza-se por ausência, dificuldade, inabilidade para ouvir sons específicos (tons puros), ambientais (ruídos familiares) e os sons da fala humana (tons complexos), sendo assim, podemos dizer que a audição está ligada a um comportamento auditivo e à integridade neurológica, biopsicológicas e perfeita função das estruturas auditivas centrais e periféricas. Pode-se dizer que estas características não se limitam apenas às dificuldades auditivas, refletindo, também, nos aspectos linguísticos, emocionais, educacionais, sociais e culturais.

A surdez pode ser definida a partir dos seus aspectos orgânicos, sendo esta classificação de acordo com a localização de lesão. Assim temos:

- *Disacusia de condução ou transmissão:* ocorre quando há uma interferência na transmissão do som, devido a uma alteração na orelha externa ou média que impede a passagem das vibrações sonoras para a orelha interna (a lesão afeta o conjunto tímpano-ossicular). Alguns casos são de tratamentos medicamentosos e outros cirúrgicos.
- *Disacusia sensorioneural:* se a lesão ocorrer no nervo acústico.
- *Disacusia mista:* quando o fator patológico comprometer, simultaneamente, as orelhas média e interna.
- *Disacusia central:* caracteriza-se pela alteração das vias auditivas do sistema nervoso central, isto é, alterações no mecanismo de processamento da informação sonora no tronco cerebral.

No caso de a lesão atingir o SNC (Sistema Nervoso Central), além da diminuição da audição, o Surdo pode apresentar alterações de naturezas motoras, perceptivas, atenção e memória, que com o tratamento medicamentoso melhoram.

Um grande número de crianças surdas não adquire linguagem pelo fato de a família e a sociedade não darem a devida atenção, acarretando atraso no desenvolvimento linguístico infantil. Deste modo, o Surdo não consegue estabelecer a comunicação, sendo então excluído da sociedade.

Pelo fato de a surdez ser uma privação sensorial, são necessárias funções compensatórias de um ou outro receptor da linguagem para que se faça a comunicação. Contudo, não deve ser deixada de lado a estimulação do resíduo auditivo para se chegar à audição e à aquisição da linguagem, possibilitando a integração da criança surda.

INTRODUÇÃO

O individuo Surdo e o ouvinte têm as mesmas capacidades intelectuais e afetivas, quando realizado um trabalho de oralização, juntamente com o uso do AASI (Aparelho de Amplificação Sonora Individual), participação da família e o trabalho realizado pelo fonoaudiólogo, possibilitando a inclusão do Surdo na sociedade de uma forma geral.

Sabendo-se que uma pessoa aprende a pensar na língua em que conversa, conclui-se que o momento da intervenção fonoaudiológica junto ao bebê surdo deve ocorrer o mais cedo possível, antes que uma linguagem gestual venha suprir as dificuldades de comunicação oral.

O mundo em que a criança vive é sonoro, logo, ao constatarmos a surdez de uma criança é de suma importância que se continue a falar com ela, o que permitirá que a criança perceba alguns elementos de ritmo, intensidade e duração da fala, tomando consciência dos sons e criando o hábito de estar atenta quando alguém lhe fala.

A aquisição de linguagem deve partir de situações vivenciadas pela criança, alcançando um dinamismo natural onde "bombardeamos" a criança, linguisticamente, sobre tudo o que acontece com ela.

O professor/educador precisa se adequar à legislação, manter-se atualizado e rever, constantemente, suas posturas, assim como o meio em que ele atua, necessita propor diálogo e reuniões que estejam contemplando as mudanças em nossa sociedade.

Não pode haver rompimento entre a escola, a família e o terapeuta, nem um jogar a responsabilidade nas costas do outro.

A escola precisa ser equipada, os profissionais atualizados, treinados e capacitados, bem como a família deve fazer a sua parte: promover o ajustamento de seus membros procurando ajuda profissional caso necessite.

Uma sociedade se constrói com equilíbrio, com a preparação correta dos seus membros. A falta de bases familiar e educativa provoca perdas irreparáveis ao indivíduo.

Os pais devem solidarizar-se com as crianças surdas, em sua luta por apreender o mundo com um sentido a menos que as demais crianças.

É de suma importância o início do trabalho de oralização da criança surda o mais cedo possível. É importante, também, que lhe seja dada a oportunidade do ensino e erro durante todo o seu processo educativo, a fim de que, acertando e errando ela possa experimentar e desenvolver-se de uma forma confiante e aberta para o mundo e para as novas possibilidades.

Mesmo quando a criança não reage durante muito tempo à estimulação recebida, certo capital sensorial desenvolve-se e a existência do sentido auditivo se manifesta com a continuação do trabalho de estimulação após o primeiro ano de educação auditiva.

O acesso do Surdo à linguagem oral não pode ser realizado a não ser através de seu desejo de integração no ambiente dos ouvintes, desejo esse que frequentemente é dos pais e que deve ser realizado o mais precocemente possível.

Perspectiva Histórica da Educação do Aluno Surdo

Segundo Caldeira (2002), os diversos argumentos e as acirradas disputas entre os especialistas e professores que apoiam abordagens oralistas ou o uso da língua de sinais como modalidade preferencial para o desenvolvimento linguístico e cognitivo do aluno surdo existem desde a antiguidade, sendo possível deduzir, pelos atuais dados epidemiológicos e pelas distintas causas de surdez, que esta condição esteve presente na sociedade humana desde sempre.

Na antiguidade, o Surdo era tido como um ser incompetente, não tendo capacidade para desenvolver atividades intelectuais. Assim sendo, o Surdo não tinha direito legal, com isso, a herança dos pais não podia ser passada para os mesmos. Naquela época, o Surdo era proibido de usar gestos naturais para se comunicar.

Na idade média, a igreja detinha todo o poder, com isso, os Surdos eram proibidos de participar dos sacramentos, não podendo ser batizados.

Os Surdos, filhos de pais ricos, começaram a ter aulas com professores particulares para aprender a falar, ler e escrever, sendo os dois últimos os mais importantes, pois assim os Surdos poderiam assinar as heranças.

Os professores começaram a perceber que os Surdos tinham capacidade de aprender através da fala e dos sinais. Com isso teve início a criação do código manual, fazendo com que o Surdo se comunicasse sem ter a fala como principal meio de comunicação.

Na Espanha, em meados do século XVI, são encontradas as mais importantes referências sobre educação de surdos na perspectiva histórica, através dos trabalhos pioneiros do monge Benedito Pedro Ponce de Leon, que estabeleceu a primeira escola para Surdos em Valladolid. De

Leon ensinou Francisco e Pedro de Velascos, Surdos, membros de importante família de aristocratas espanhóis, ministrando-lhes instruções através da leitura e escrita, incorporando, posteriormente, a fala e o alfabeto manual.

Um segundo professor espanhol, Juan Pablo Bonet, inicia, em 1613, a educação de outra pessoa surda da família Velasco, através de abordagens manual e oral, consistindo no treinamento da fala e no uso do alfabeto manual. Bonet dava grande importância à intervenção precoce e ao provimento de um ambiente linguístico favorável onde a família devia aprender a usar o alfabeto manual.

Em 1620 foi lançado o primeiro livro com base oralista, servindo de base para três pilares da educação oralista: Pereire (língua latina); Amman (língua alemã) e Wallis (língua inglesa). Sendo assim, o oralismo começou a aparecer como filosofia educacional.

O interesse no Surdo não era social, mas sim político-econômico, pois ninguém estava preocupado em integrar o Surdo à sociedade. O importante era ler e escrever para assinar a herança.

No século XVIII encontramos, na França, dois eminentes professores de Surdos: Jacob Rodrigues Pereira e o abade Charles Michel de l'Epee. De l'Epee trabalhava ministrando educação religiosa a duas irmãs surdas, utilizando a língua de sinais usada pelos Surdos em Paris. Acreditava que este instrumento linguístico fosse o veículo natural de aquisição de conhecimentos e de comunicação pela pessoa surda. Seu trabalho, no entanto, sofreu severas críticas dos educadores oralistas alemães, entre eles Sammuel Heimicke.

Neste período, o sinal começou a receber uma importância maior, surgindo, então, a primeira escola pública dedicada aos Surdos (Instituto de Paris), onde eram utilizados os sinais metódicos (francês sinalizado).

Esta linguagem, através de gestos, era diferente do alfabeto manual usado pelos monges por possuir códigos com significados, onde cada gesto representava uma palavra ou até uma frase. Foi o sucessor de Abade l'Epee, Abade Sicard, quem escreveu o primeiro dicionário de sinais.

No Instituto os Surdos começaram a ter moradia, para que pudessem aprender. Com isso, surgiram em Paris os guetos, no qual os Surdos se comunicavam entre eles através de sinais e utilizavam a oralização somente nos momentos de aula. Nesta época começaram a aparecer os casamentos entre Surdos, fazendo com que a população surda ficasse maior.

O primeiro marco na idade média foi em 1815, nos EUA, quando surgiu a primeira ideia de comunicação total.

Em 1817 foi criada a primeira Escola Pública Residencial dos EUA (Hartford School), onde os Surdos tinham que conviver com os demais Surdos. Em 1857, Ernesto Huet, Surdo francês, inaugurou a primeira escola para Surdos no Brasil.

O registro mais remoto brasileiro da Língua Brasileira de Sinais é do ano de 1875, produzido pelo aluno do Instituto (INES), Flausino José da Gama, intitulado "Iconographia dos Signaes dos Surdos-Mudos", estando seu original na Biblioteca Nacional e uma cópia na Biblioteca do INES.

As disputas e discussões sobre a utilização da fala ou da língua de sinais teve espaço nos séculos XIX e início do século XX, nos EUA, principalmente na disputa entre Edward Gallaudet e Alexander Graham Bell, ambos filhos de mães surdas.

Gallaudet, defensor da abordagem oral-manual, tornou-se presidente da primeira universidade para Surdos dos EUA, Gallaudet College.

Bell, além de importantes contribuições à educação do surdo, recebeu sua patente pela invenção do telefone, a princípio um equipamento voltado à educação do Surdo.

Tanto na Europa quanto nos EUA, houve, após a segunda metade do século XX, uma grande disseminação de instituições que utilizavam ou o oralismo puro ou a abordagem oral-manual. Em 1880, com a realização da Convenção Internacional de Milão, os educadores presentes determinaram a supremacia dos métodos orais puros, sendo assim, qualquer forma de comunicação sem ser oral é proibida, sendo esses Surdos rejeitados.

O século XX assistiu, até a década de 1960, uma abordagem quase exclusivamente oralista entre as escolas de surdos e, nesta década, estudos demonstraram a insuficiente eficácia destes métodos no desenvolvimento linguístico e cognitivo da pessoa surda.

Nos anos 1960, iniciou um movimento pelo resgate da língua de sinais, de forma bimodal, como uma língua de instrução, através da Filosofia da Comunicação Total.

No final da década de 1970 surgiu a proposta bilíngue de educação de surdos. Em 1979, Danielle Bouvet iniciou, em Paris, sua primeira classe bilíngue e relata sua experiência em que a primeira língua é a língua de sinais francesa e a segunda língua é a língua oral. Na Suécia, a educação bilíngue foi estabelecida no currículo nacional em 1980. Esse modelo bilíngue utilizava a língua de sinais sueca como primeira língua e o sueco escrito como segunda língua.

Nos anos 1980 e 1990 teve início um movimento reivindicatório dentro da comunidade surda, advogando a primazia da língua de sinais na educação dos Surdos concomitante com o aprendizado da linguagem oral de forma diglóssica (duas línguas independentes, ensinadas ou praticadas em momentos distintos).

No Brasil, a educação dos Surdos teve início durante o segundo império. Foi D. Pedro II que com a Lei nº 839, de 26 de setembro de 1857, fundou, no Rio de Janeiro, o Imperial Instituto dos Surdos-Mudos, sob a influência do diretor do Instituto Bourges, de Paris, Hernest Huet. Cem anos após sua fundação, pela Lei nº 3198, de 6 de julho, a instituição passou a se chamar Instituto Nacional de Educação dos Surdos (INES).

Em 1923 foi fundado o Instituto Santa Terezinha, escola particular, em São Paulo, somente para meninas. Em 1957 foi fundada a Escola de Surdos de Vitória do Espírito Santo. Mais recentemente, 1954, outra iniciativa privada, com verba de outros países: foi fundada a Escola Concórdia, em Porto Alegre.

Na década de 1970, com a visita de Ivete Vasconcelos, educadora de surdos da Universidade Gallaudet, chegou ao Brasil a filosofia da Comunicação Total e, na década seguinte, a partir das pesquisas da professora Eulalia Fernandes, sobre a educação dos surdos, o bilinguismo passou a ser difundido. Atualmente, estas três filosofias educacionais ainda persistem paralelamente no Brasil.

Hoje há muitas escolas municipais, como, por exemplo, a Escola Rompendo o Silêncio, em Rezende, no Rio de Janeiro, a Escola Municipal Ann Sullivan, em São Caetano do Sul e a Escola Hellen Keller, em Caxias do Sul, uma escola somente para surdos que vem implementando uma proposta bilíngue para a educação dos surdos, ou seja: a aquisição da Libras e aprendizado, com metodologia apropriada, da língua portuguesa e da língua de sinais brasileira.

2 Filosofias Educacionais para Surdos

BILINGUISMO

Tem como pressuposto básico a necessidade de o Surdo ser bilíngue, ou seja, este deve adquirir a Língua de Sinais que é considerada a língua natural dos Surdos, como língua materna e como segunda língua, a língua oral utilizada em seu país. Estas duas línguas não devem ser utilizadas simultaneamente para que suas estruturas sejam preservadas.

O conceito mais importante que a filosofia traz é que os Surdos formam uma comunidade, com cultura e língua próprias.

Durante muitos anos as línguas de sinais foram proibidas aos Surdos por serem consideradas um meio de comunicação inferior, inconveniente e destituída de rigor científico. A partir de Stokoe (1960), passou-se a ver a língua de sinais realmente como uma língua e não apenas como mero gesto.

> "As Línguas de Sinais são línguas naturais, que utilizam o canal visuo-manual, criadas por comunidades surdas através de gerações. Estas línguas, sendo diferentes em cada comunidade, têm estruturas gramaticais próprias, independentes das línguas orais dos países em que são utilizados. As Línguas de Sinais possuem todas as características das línguas orais como a polissemia, possibilidade de utilização de metáforas, piadas, jogos de linguagem etc." (Goldfeld, 2002, p. 13.)

A LIBRAS – Língua Brasileira de Sinais – possui um nível morfossintático bastante complexo que envolve relações de usos de localizações no espaço de sinalização para construção e manutenção da referência pronominal, para a troca de papéis da pessoa do discurso e para as relações de concordância dos verbos com seus argumentos.

As línguas de sinais são basicamente diferentes das línguas orais devido à sua modalidade espaço-visual que faz com que sejam percebidas através da visão e produzidas através das mãos e das expressões faciais e corporais.

A aquisição da LIBRAS pela criança surda, ao contrário da língua oral deve ocorrer espontaneamente, ou seja, através do diálogo. O Surdo não necessita de aulas de LIBRAS, e sim de conviver com indivíduos que tenham fluência nessa língua.

Lacerda, Nakamura e Lima (2000), concordam ao afirmar que:

> "A participação ativa de adultos surdos na educação da criança surda é fundamental.
> Ele terá a função de transmitir a língua da comunidade surda, a Língua de Sinais.
> Desta forma, por meio do aprendizado da língua natural, que deve ser também a língua materna, a criança surda terá acesso aos processos que permitirão todo seu desenvolvimento linguístico e cognitivo. O surdo adulto, no momento que estabelece contato com a criança surda, estará transmitindo toda a base linguística necessária para a aquisição de outras 'línguas'.
> A linguagem estará, desta forma, garantida. A linguagem é aprendida, mas não pode ser ensinada. Portanto, este contato precoce adulto surdo × criança surda, por meio de uma língua de sinais, é que proporcionará o acesso à linguagem. Desta forma, estará também assegurada a identidade e cultura surda, que serão transmitidas naturalmente à criança surda pelo adulto surdo em questão."

A língua oral é aprendida mais lentamente pelo Surdo porque esse aprendizado requer uma sistematização e utilização de recursos e técnicas específicas para suprir a falta do órgão sensorial da audição.

O bilinguismo acredita que, dominando a Língua de Sinais, é mais fácil para o Surdo perceber estes aspectos na língua oral, já que ele tem exemplos na língua de sinais para se guiar.

No dia 24/04/2002, através da lei nº 10436, o governo federal reconheceu a LIBRAS como meio legal de comunicação e expressão oficial da comunidade surda brasileira (Anexo I). Com isso, sua difusão é um dever do poder público, empresas concessionárias de serviços públicos e institucionalizados, cabendo também aos sistemas educacionais estaduais e municipais a inclusão da LIBRAS em suas grades curriculares pedagógicas, contribuindo com a difusão desta forma de comunicação, evitando a discriminação e a exclusão social que há anos os Surdos vêm enfrentando em nosso país, onde eles também têm o direito de participação.

Mitos sobre Bilinguismo

- Aprender duas línguas confunde a criança e subestima sua inteligência.
- A criança deve aprender primeiro uma língua e somente depois começar a aprender outra.
- A criança que aprende duas línguas não se sente bem em nenhuma delas. Ela sempre se sentirá dividida entre duas culturas.
- Bilinguismo deve transformar a língua mais fraca na língua mais forte.
- Crianças que crescem bilíngues fazem boas traduções quando crescem.
- Bilíngues reais nunca misturam suas línguas. As pessoas que misturam são "semilinguais".
- Bilíngues têm personalidades tempestuosas.
- Bilinguismo é uma charmosa exceção, mas monolinguismo é o curso real.
- Seja cuidadoso. Se você não seguir as regras exatamente, suas crianças nunca terão o manejo das duas línguas.
- Você nunca poderá fazê-lo bilíngue agora. As pessoas, depois de uma idade x, realmente não podem aprender uma língua.

Vantagens do Bilinguismo

- Não privilegiar apenas uma língua.
- Capacidade de expressão e compreensão a partir da língua de sinais.
- Dois tipos de cultura.
- Proporcionar maior independência.
- Adquirir comunicação efetiva.

Limitações do Bilinguismo

- A língua de sinais é a única língua que a criança surda pode aprender sem nenhum atraso de desenvolvimento.

- Filhos de pais ouvintes consideram a língua de sinais como segunda língua.

- Depender da comunidade de Surdos.

- A família deve aprender a língua de sinais para facilitar a comunicação.

COMUNICAÇÃO TOTAL

> *"O Oralismo procura igualar o surdo aos ouvintes, o Bilinguismo procura igualar a família ouvinte aos surdos, e a Comunicação Total, ao contrário, convive com a diferença procurando aproximar e facilitar a comunicação entre crianças surdas e família ouvinte." (Ciccone in Goldfeld, 2002, p. 107.)*

É uma proposta educacional cujos critérios básicos se constroem a partir de uma visão do Surdo como pessoa, em que não se pode isolar uma privação sensorial. Tem como principal preocupação os processos comunicativos entre surdos e surdos e entre surdos e ouvintes.

A filosofia se preocupa com a aprendizagem da língua oral pelo Surdo, mas acredita que os aspectos cognitivos, emocionais e sociais não devem ser deixados de lado em prol do aprendizado exclusivo da língua oral. Por este motivo, essa filosofia defende a utilização de recursos espaço-visomanuais como facilitadores da comunicação, por respeitar o Surdo como portador de uma diferença e dessa forma entendê-lo em sua totalidade.

A Comunicação Total surgiu na década de 1960, após publicação do linguista Willian Stokoe, comprovando ser a Língua de Sinais realmente uma língua. Seu objetivo principal é minimizar ou até mesmo evitar os problemas comunicativos gerados pela surdez, pois percebe-se o atraso de linguagem e o bloqueio da comunicação vivido pelo Surdo gerando diversas consequências a nível social, cognitivo e emocional.

> *"A comunicação total tem o mérito de deslocar a língua oral como o principal objetivo na educação do Surdo e considera prioritária a comunicação dessas crianças, além de reverter à noção de pessoa surda imposta pelo Oralismo, considerando o Surdo uma pessoa capaz e a surdez, uma marca que repercute nas relações sociais e no desenvolvimento afetivo e cognitivo dessa pessoa." (Ciccone in Goldfeld, op. cit., p. 107.)*

A Comunicação Total acredita que a Língua de Sinais é fundamental para o indivíduo surdo, assim como as demais formas de comunicação, ou seja, oralização, AASI, gestos naturais, expressão facial, alfabeto digital, leitura orofacial, leitura da escrita e, principalmente, o Bimodalismo, ajudando assim o Surdo a desenvolver vocabulário, linguagem e conceitos de ideias entre o Surdo e o ouvinte.

> *"A comunicação total valoriza a comunicação e a interação entre surdos e ouvintes, mas não as características históricas e culturais das línguas de sinais que estão presentes de forma subliminar em todas as situações de comunicação em que os falantes participam." (Goldfeld, op. cit., p. 103.)*

Bimodalismo é a utilização simultânea, por parte dos interlocutores, de um código oral e um código manual. Alguns dos códigos manuais são:

- Cued-Speech: sinais manuais que representam os fonemas da língua oral, facilitando, assim, o português para o Surdo, como no caso dos fonemas homorgânicos.

> *"Qualquer criança surda profunda e severa pode ganhar a possibilidade de ter uma percepção visual do português falado graças à técnica do Cued-Speech. Trata-se de um código manual realizado perto da face que vai ajudar a criança surda a suprimir todas as ambiguidades da leitura labial. De modo confortável e preciso, essa criança terá acesso direto à Língua Portuguesa. Em muitos países do mundo, estudos têm mostrado que crianças surdas habituadas ao Cued-Speech têm um nível de língua oral equivalente ao de ouvintes." (Lúcio, 2003.)*

- Pidgin: simplificação da gramática de duas línguas em contato, no caso o português e a LIBRAS.
- Datilogia: representação manual das letras do alfabeto.
- Gestos espontâneos.
- Português sinalizado: língua artificial que utiliza o léxico da língua de sinais com estrutura sintática do português e alguns sinais criados para representar estruturas gramaticais do português que não existe em LIBRAS.

Vantagens da Comunicação Total

- Ser uma proposta flexível no uso de meios de comunicação oral e gestual.
- Não rotulam os Surdos.
- Utilizando-se das duas línguas, busca minimizar os atrasos de linguagem.
- Considera a comunicação oral imprescindível para ampliar o conhecimento geral do mundo.
- Dá mais chances aos Surdos de se interar nos dois "mundos".

Limitações da Comunicação Total

- Dificuldade de compreensão entre Surdos e ouvintes.
- Os Surdos apresentam dificuldade para adquirir a língua oral.
- Pode criar dificuldades para os interlocutores por usar duas modalidades de língua.
- Durante a comunicação o ouvinte pode se concentrar na fala e descuidar dos sinais.
- A alteração de tempo entre a fala e os sinais pode prejudicar fonologicamente.

ORALISMO

> *"De todos os métodos de ensino, o método oral é o que mais contradiz a natureza do surdo, mas nenhum método está em condição de devolver o surdo à sociedade humana, como pode fazer o método oral."* (Vernec in Goldfeld, 2002, p. 83.)

Tem como característica principal a ideia de que o Surdo necessita aprender a língua oral de seu país (no nosso caso o português), podendo, assim, integrar-se à comunidade ouvinte.

O oralismo percebe a surdez como uma deficiência que deve ser minimizada pela estimulação auditiva. Essa estimulação possibilita a aprendizagem da língua oral, proporcionando a integração do Surdo na comunidade ouvinte.

Pelo fato de a Língua de Sinais ser mais fácil, o oralismo não faz uso da mesma, pois acredita-se que sem a linguagem oral o Surdo fica restrito à sua própria comunidade, não tendo assim a possibilidade de comunicar-se com a sociedade em geral.

Estima-se que mais de 95% dos Surdos são filhos de pais ouvintes que não conhecem a Língua de Sinais. Com isso, as crianças apresentam isolamento psicológico e prejuízo no desenvolvimento linguístico, cognitivo e social com consequências negativas no acesso à informação.

> *"Os surdos passam por diversas dificuldades no decorrer de suas vidas. A filosofia oralista considera que estas dificuldades estão centradas quase que exclusivamente na dificuldade do surdo em adquirir a língua oral e, assim, todos os esforços devem ser feitos no sentido de estimular ao máximo o aprendizado desta língua." (Goldfeld, op. cit., p. 47.)*

Durante todo o tratamento, a participação familiar é de fundamental importância, pois é a família que irá fornecer as reais estimulações de linguagem, já que a mesma convive com o Surdo a maior parte do tempo, conhecendo assim a vivência da criança podendo, então, contextualizar o discurso.

O aprendizado da língua oral pelo Surdo é difícil e o processo é muito longo, podendo durar de 8 a 12 anos, dependendo de inúmeros fatores, como a época da perda auditiva, o grau da perda, a participação da família, entre outros.

O Surdo (portador de surdez severa e/ou profunda) não tem condições de adquirir a língua oral naturalmente. Ele necessita sempre de terapia fonoaudiológica que possa oferecer estimulação sistematizada da língua oral.

A criança, a família e os profissionais envolvidos devem se esforçar bastante para obtenção do sucesso desejado.

Vantagens do Oralismo

- Integração na comunidade ouvinte.
- Melhor interação com pais ouvintes.
- Várias metodologias para aquisição do código oral dos pais.
- Participação da família.
- Uso do AASI em todas as ocasiões.
- Participação em escolas de ensino regular.

Limitações do Oralismo

- Exclusão da comunidade dos Surdos.
- Processo longo para aquisição da linguagem.
- Não aceitação de códigos manuais.
- Baixa renda, impedindo o uso do AASI.
- Despreparo dos profissionais da educação do ensino regular.

3 Metodologias de Oralização

> *"Escolher uma língua para a comunicação não é um método. É uma filosofia. Nenhuma língua é um método, nem a língua oral. Há um método para ensiná-la. Quando se fala de oralismo, na verdade, fala-se da maneira de ensinar a língua oral."* (Alisedo, Graziela – 1990.)

São várias as metodologias de oralização da criança surda, porém, todas têm em comum o trabalho com a estimulação da audição residual.

Para iniciarmos a estimulação auditiva da criança é necessário que se faça uma análise dos exames audiológicos e da adaptação do AASI. O trabalho de estimulação é indispensável, pois permite melhora significativa na qualidade de discriminação auditiva, que é tão necessária ao sucesso da oralização.

O nível de discriminação auditiva a ser alcançado irá depender do grau de surdez e do período em que a estimulação for iniciada.

A aprendizagem auditiva começa com o reconhecimento, a localização e a discriminação de sons. Ela se desenvolve como parte do comportamento global do organismo em maturação tornando-se a base da palavra falada e escrita. O refinamento desse processo depende da estimulação feita desde os primeiros anos de vida.

Crianças de meios desfavorecidos, onde não há nenhum estímulo ou onde os estímulos não são adequados, revelarão problemas de discriminação auditiva ao ingressarem na escola, refletindo na alfabetização.

O método oral é uma atividade que apresenta as seguintes partes:

- *Treinamento sensorial:* objetivando desenvolver ideias que permitam à criança classificar e aumentar suas expressões básicas.
- *Leitura orofacial:* é através dela que a criança chegará a compreender a linguagem. Consiste em ler através dos lábios.
- *Treino fonoarticulatório:* estimulação da parte mecânica para a formação de sons e palavras, meio pelo qual acontece a expressão oral. Nesta fase trabalhamos a respiração, a voz, a articulação e o ritmo.
- *Treinamento auditivo:* estimulação do resíduo auditivo, ou seja, o restante de audição que a criança apresenta.
- *Desenvolvimento da linguagem:* estimulação a assimilação gradual dos significados e das formas de estruturação simbólica que representam as ideias, ou seja, a aquisição semântica e morfossintática da linguagem.

As metodologias podem ser divididas em unissensorial e multissensorial. O primeiro tipo privilegia apenas a audição como o órgão sensorial a ser estimulado na percepção e discriminação de sons, incluindo sons da fala. O multissensorial utiliza todos os órgãos sensoriais possíveis para melhor captação dos sons, principalmente da fala, utilizando, assim, além da própria audição, a visão (leitura orofacial) e as sensações tátil-cisnetésicas.

MÉTODO VERBOTONAL

Foi desenvolvida pelo linguista e foneticista Iugoslavo Peter Guberina, em 1954.

Método de reabilitação de crianças surdas, que explora todos os canais sensoriais, inclusive o lesionado, visando o aprendizado da audição. Cria condições para que a aquisição da fala e da linguagem ocorra de maneira mais natural possível, possibilitando a integração na sociedade.

Consiste na utilização de cinco técnicas:

1. **Audiovisual:** trabalha a estrutura da língua (nível morfossintático).
2. **Conjunto:** trabalha compreensão e ampliação do universo linguístico (nível semântico-cognitivo).
3. **Rítmica corporal:** trabalha o corpo para a emissão dos sons da fala.

4. **Rítmica musical:** trabalha o corpo para estimulação da fala com seus valores (nível suprassegmentar: ritmo/entonação/tensão/intensidade/pausa).
5. **Individual:** audição/fala/compreensão.

As quatro primeiras técnicas são aplicadas nas crianças surdas em grupo.

Objetivos da metodologia:

- Aquisição e ampliação de vocabulário e conceitos.
- Reviver em terapia atividades da vida diária.
- Ampliação da capacidade de compreensão e absorção.
- Estimulação da fala espontânea.
- Desenvolver a leitura orofacial/labial.

MÉTODO ACUPÉDICO

Foi criado pela norte-americana Doreen Pollack, em 1964.

Pollack se contrapôs ao treinamento auditivo associado à leitura orofacial, à educação especial e a Língua de Sinais, considerando o desenvolvimento da audição e a integração deste sentido à personalidade da criança surda os principais objetivos do método.

A metodologia acupédica segue alguns procedimentos chaves: a descoberta precoce da perda auditiva; a utilização de AASI; o desenvolvimento da linguagem seguindo os padrões de normalidade; a participação dos pais; o treinamento unissensorial; o desenvolvimento da fala através de *feedback* auditivo e a educação escolar em escola regular.

MÉTODO AURAL

Foi criado por Sanders nos Estados unidos, na década de 1970.

Utiliza a abordagem multissensorial, privilegiando a visão e a audição no processo comunicativo. Enfoca o aspecto contextual da comunicação, utilizando a redundância do discurso como um aliado no início do processo de reabilitação.

Este método estimula o treinamento auditivo e a comunicação visual.

Treinamento Auditivo

No início do treinamento, com crianças pequenas, utilizam-se objetos concretos que produzem sons.

Na segunda etapa utiliza-se a fala com alto nível de redundância para que a criança inicie o processo de discriminação auditiva da voz humana.

A terceira etapa se refere à utilização de mensagens com baixo índice de redundância e também na inserção em ambientes com maior quantidade de ruído para que o Surdo possa desenvolver a função de figura/fundo auditiva além de aumentar sua tolerância ao barulho.

Treinamento da Leitura Orofacial

O método valoriza bastante a utilização de recursos visuais na fala como facilitadores no processo de comunicação de indivíduos surdos. O treinamento da leitura orofacial pode partir tanto do método analítico (reconhecimento de partes do discurso, como as sílabas, para chegar às palavras), quanto do método sintético (reconhecimento do sentido geral do discurso para chegar às partes menores, os fonemas).

A primeira etapa do treinamento visual é a utilização de estímulos do meio ambiente. Devem ser estimuladas a atenção, a memória e a figura/fundo visual.

Na segunda etapa são valorizadas as pistas não verbais relacionadas com a mensagem, ou seja, os gestos intencionais que acompanham a fala e as expressões faciais.

Na terceira etapa são trabalhadas as pistas ligadas diretamente à mensagem falada que envolve a observação, discriminação, integração, verificação, associação e percepção total.

MÉTODO ÁUDIO + VISUAL DE LINGUAGEM ORAL

É uma metodologia oral multissensorial que visa a estimulação de todos os canais sensoriais, inclusive a audição, sendo que exige, obrigatoriamente, o uso do AASI. Não trabalha com a linguagem sinalizada, mas dá importância à linguagem natural ou universal para dar suporte na compreensão da linguagem oral, que engloba fala, voz, padrão da língua e leitura orofacial.

> "A filosofia do método áudio + visual de linguagem oral para crianças com perdas auditivas é baseada na percepção de que o êxito do tratamento independe da gravidade da perda auditiva. A aquisição da voz, fala e linguagem oral depende de um trabalho integrado de quatro fatores distintos:

> 1. A criança ter apenas perda auditiva e iniciar o tratamento a partir da estimulação precoce;
> 2. Fazer uso de AASI adequados;
> 3. A participação e engajamento da família no tratamento;
> 4. Fazer um atendimento fonoaudiológico integrado as outras áreas quando necessário.
> Com a função desses quatro fatores, a criança irá se desenvolver dentro da maior igualdade possível, em relação à criança ouvinte, no aprendizado da comunicação oral e da socialização." (Corrêa, 2001, p. 13.)

Estágio do tratamento:

- *Estágio "A":* estimulação precoce (crianças até 3 anos). Meta: recepção do pensamento oral.
- *Estágio "B":* pré-escolar (crianças de 3 a 5/6 anos). Meta: estruturação do pensamento oral.
- *Estágio "C":* alfabetização (a partir de 6 anos). Meta: mecânica da leitura e da escrita.
- *Estágio "D":* da leitura à interpretação (após a alfabetização). Meta: leitura com compreensão e interpretação.

Objetivos da metodologia:

- Orientação familiar em reuniões individuais ou em grupo para auxiliar na educação da criança surda.
- Estimulação da criança para que suas outras habilidades se desenvolvam naturalmente.
- Conscientização de todos os envolvidos de que o estágio "A" do tratamento é o mais importante.
- Utilização de AASI (Aparelho de Amplificação Sonora Individual) adequado levará a criança à aquisição de linguagem oral.
- Realização de um trabalho sistemático de treino auditivo, voz/fala e linguagem oral.
- Conscientização dos pais na utilização de uma boa estimulação, lembrando sempre que a disciplina, a continuidade e a perseverança são fundamentais para o sucesso do tratamento.

MÉTODO PERDONCINI

É uma metodologia audiofonatória, criada pelo linguista francês, doutor e professor Guy Perdoncini, na década de 1960. Esse método foi trazido para o Brasil e adaptado à Língua Portuguesa pela professora linguista Alpia Couto, presidente da AIPEDA – Associação Internacional Guy Perdoncini para o Estudo e Pesquisa da Deficiência Auditiva.

Segue a abordagem unissensorial, buscando, através da audição, a aquisição da linguagem. O método tem por objetivo a utilização do resíduo auditivo como ponte para chegar à voz, à fala e à linguagem, onde ressalta-se, abaixo, alguns aspectos significativos:

- Desenvolver a percepção auditiva, que deve ter, inicialmente, o apoio visual, que ocorre de acordo com a necessidade individual de cada criança.
- Desenvolver a linguagem partindo da compreensão para chegar à emissão que deve ser, inicialmente, livre.
- Emitir boa melodia antes de conseguir boa articulação, já que é a melodia o principal fator para a boa inteligibilidade da fala.
- Desenvolver um trabalho fonético a partir da emissão espontânea conseguindo a correção articulatória de forma natural, sempre que possível, partindo da percepção auditiva.

Em todos os atendimentos devemos trabalhar audição, voz, fala e linguagem.

Acredita-se que a criança que nasce com uma perda auditiva, ou seja, com a diminuição dos limiares absolutos, não tem prejudicada sua capacidade de discriminar os sons. Portanto, por maior que seja a perda, há sempre uma gama de audição a ser educada ou reeducada, desde que a criança aprenda a descobrir como usar os resíduos auditivos.

As principais características do método são:

- Naturalidade: a educação auditiva e as aquisições linguísticas devem ter um desenvolvimento natural, obedecendo aos interesses e dentro da capacidade de cada criança.
- Desenvolvimento: desenvolvimento das potencialidades da criança e não visando à deficiência, de modo a estimulá-la a atingir um desenvolvimento o mais compatível com sua faixa etária, sempre dentro de suas possibilidades.

- Movimento: o trabalho deve ser dinâmico, envolvendo, de uma forma global, a criança.
- Expressão: estimula a criança a usar toda sua expressividade corporal, facial, vocal e verbal.
- Afetividade; segurança; alegria.
- Participação familiar.
- Variedade de estímulos e de atividades.
- Ênfase na educação auditiva.
- Ênfase à compreensão.

Os principais enfoques do método são:

1. **Audição:** aproveitamento integral dos restos auditivos, onde a criança aprende a "ouvir", isto é, desenvolver os limiares diferenciais da audição.
2. **Voz:** voz de boa qualidade. A voz está diretamente ligada às respostas apresentadas no audiograma.
3. **Fala:** a boa inteligibilidade de fala não está na sua articulação, mas sim na sua melodia e ritmo da fala, dependendo da duração e da intensidade das estruturas fonéticas.
4. **Linguagem:** parte da compreensão para chegar na expressão.

Não é possível separar estes enfoques. Eles devem aparecer em uma sequência natural, podendo vir em diferentes ordens. O ideal é que eles estejam presentes em todas as terapias da criança (Fig. 3-1).

Princípios Fisiológicos

Baseia-se nos limiares absoluto e diferencial. O primeiro é a capacidade inata que o indivíduo tem de ouvir; no Surdo esse limiar está diminuído. O limiar diferencial é a capacidade de discriminar os sons nos seus parâmetros básicos (duração, intensidade e frequência), chegando a perceber os sons da fala; no Surdo esse limiar não é adquirido naturalmente, fazendo-se necessária a educação auditiva + uso do AASI + trabalho sistemático.

Segundo Couto (1996, p. 146), "a repetição frequente de estímulos intermitentes vai revelar a sensação favorecendo a memorização e o aprendizado."

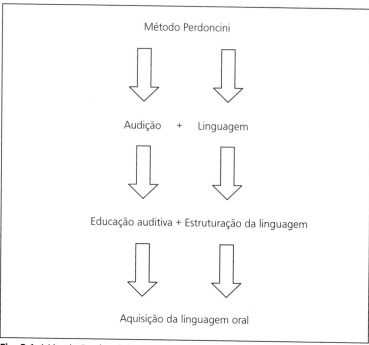

Fig. 3-1. Método Perdoncini.

Educação Auditiva

Educação Auditiva é o procedimento pelo qual o Surdo aprende a fazer uso do seu resíduo auditivo.

> "Se a audição residual for amplificada e sistematicamente educada, o mais precocemente possível, de preferência durante o primeiro ano de vida, seu pequeno potencial auditivo poderá ser muito bem aproveitado. Primeiro a criança descobrirá a sensação auditiva e continuando o trabalho, chegará a utilizar esse potencial funcionalmente. Isso quer dizer que, mesmo um Surdo profundo poderá desenvolver a função auditiva. Com a função auditiva desenvolvida, o indivíduo terá acesso às frequências, de acordo com o seu caso específico e com o tipo de aparelho utilizado, seja ele externo ou implantado." (Couto 1997, p. 58.)

Objetivo Geral

Aumentar o uso da capacidade auditiva através da discriminação, levando a melhorar a atenção auditiva frente a sinais sonoros, desenvolvendo, assim, a memória de associações entre as sensações recebidas e a fonte causadora.

Objetivos Específicos

Melhor compreensão da linguagem falada por outros.

Desenvolvimento mais rápido do uso da linguagem em direção à normalidade.

Melhor fala da criança em termos de qualidade vocal, articulação e ritmo.

Maior alcance na escolaridade, especialmente nas habilidades básicas.

Maior ajustamento social e emocional.

O trabalho de educação auditiva deve ser dirigido e sistemático, respeitando o campo auditivo de cada um. Através da audiometria sabemos quais frequências estão preservadas e se as mesmas atingem a área da palavra falada (de 1.000 a 4.000 Hz).

Se existe o resto auditivo nesta faixa de frequência e se já foi comprovado que a capacidade de percepção auditiva dos parâmetros básicos do som permanece intacta, apesar de o indivíduo ter perda profunda, isso significa a possibilidade que o Surdo tem de atingir os sons da fala, desde que seja feita a correta adaptação e utilização do AASI.

Quando falamos em educação auditiva sistemática, estamos nos referindo a uma educação através de metodologia cientificamente fundamentada e comprovada, tendo etapas bem definidas que devem ser estritamente seguidas, passo a passo, pois esse trabalho revela o sentido auditivo e depois transforma a audição residual em audição funcional, sendo esta a base para a compreensão da linguagem e sua realização individual através da fala.

A educação auditiva deve ser aplicada em crianças com todos os graus de perda auditiva, devendo ser feito sempre dentro de um contexto ambiental significativo, com exposição simultânea a outras pistas sensoriais.

São vários os fatores que podem influenciar a educação auditiva, dentre eles podemos citar o tempo dedicado, a motivação dada à criança, a idade cronológica e mental, a capacidade intelectual da criança, o grau e tipo de deficiência auditiva e a oportunidade de prática intensiva e meio ambiente.

> *"A educação auditiva pelo método 'Perdoncini' propicia a oportunidade de transformar a audição residual em audição funcional. Dessa forma, o acesso aos sons da fala ou a grande parte deles, passa a ser uma coisa possível também para os Surdos severos e os profundos, facilitando a compreensão da linguagem, além de dar uma melhor qualidade de voz e de fala. Esta última passa a ter uma melodia natural, com emissão inteligível, já que é adquirida através da audição. Isso reflete favoravelmente na integração social do indivíduo, objetivo final de toda a educação especial nessa área". (Couto, op. cit., p. 76.)*

Deve-se selecionar o material para a educação auditiva, podendo ser utilizados, também, chocalho, apito, gaita, brinquedos que reproduzam sons (latinhas ou caixinhas plásticas com pregos, sementes, continhas) etc. Deve-se realizar tarefas curtas, levando-se em conta a idade e as experiências da criança na escolha e no uso do material. Além disso, para desenvolver o trabalho é importante que o fonoaudiólogo ofereça o modelo de cada atividade e que, a princípio, seja com pista visual e depois sem pista visual.

Deve-se fazer uso de jogos vocais (fonoaudiólogo repete os sons emitidos pela criança e, gradualmente, junta outras vogais e consoantes), pequenas cantigas infantis, música de acalanto (usar bebê como boneco) e marchas. Ouvir músicas em alturas diferentes, imitar sons ambientais, sons humanos não verbais (choro, grito, risada, vocalizações etc.), sons ao ar livre (carro, avião, vozes etc.), tocar instrumentos musicais, onomatopeias e orientações aos pais de como proceder em casa.

Etapas do Trabalho Auditivo

> *"Respeitando a capacidade de cada criança e as etapas do desenvolvimento, prosseguiremos tentando facilitar o aprendizado auditivo-verbal das crianças com deficiência auditiva. Seja qual for o grau de perda auditiva, todas têm condições de desenvolver suas habilidades linguísticas para comunicarem-se por meio da língua do seu país." (Martinez, 1999, p. 63.)*

Descoberta do Mundo Sonoro (Audição Passiva)

Levar a criança a descobrir, ou seja, a perceber os sons à sua volta, é o objetivo do início do trabalho da educação auditiva.

Não importa em que idade a criança esteja iniciando o atendimento especializado. O objetivo vai sempre se manter, pois só a partir da consciência do mundo sonoro é que o Surdo vai começar a desenvolver sua audição residual. As estratégias usadas é que vão variar de acordo com a faixa etária do aluno que está sendo atendido. Entretanto, se a criança começa enquanto bebê, ou ainda, até o seu primeiro ano de vida, mais natural será o seu desenvolvimento.

Chama-se audição passiva esta fase em que a criança surda vai ser estimulada para que tenha consciência do mundo sonoro em que vive. A estimulação é feita através do uso de uma linguagem oral natural, dos sons ambientais, dos sons instrumentais e de muita brincadeira. É comum que, de início, a criança não reaja a toda esta estimulação, através de respostas objetivas e claras, daí o termo "audição passiva".

O que acontece com as crianças com perda auditiva neurossensorial profunda é que os sons que elas conseguem ouvir estão acima de 90 dB. Estes sons não fazem parte da nossa rotina por serem sons muito fortes. As crianças com esse tipo de perda ficam privadas de estarem percebendo os sons constantemente. A capacidade de percepção aos sons fica "adormecida", e ela não desenvolve sua função auditiva, não chegando, consequentemente, a adquirir uma linguagem oral e natural. Para que possa passar a usar toda sua audição residual e assim chegar à aquisição de uma linguagem oral e natural, vai precisar da ajuda do fonoaudiólogo.

A partir da educação auditiva, a criança surda vai, aos poucos, despertando para os sons à sua volta, chegando ao aproveitamento total do seu campo auditivo.

A participação da família nesse trabalho é indispensável. É em casa que a criança passa a maior parte do tempo. A mãe deve ser orientada a dar continuidade ao trabalho que envolve estimulação auditiva e uma linguagem oral e natural. A participação da família nos atendimentos individuais, principalmente de bebês surdos, é fundamental para que a mãe e demais membros da família aprendam a maneira mais adequada de lidar com a criança.

Presença e Ausência do Som

Descoberta de que no mundo sonoro, o som e o silêncio se alternam; que o som é diferente do silêncio e que tanto o som quanto o silêncio têm significado.

Os sons usados para se iniciar esta etapa são os sons que a criança demonstrou perceber auditivamente na etapa anterior.

O fonoaudiólogo deve usar estímulos sonoros que alcancem frequências variadas, uma vez que apenas através da estimulação é que o aumento da percepção auditiva vai acontecer. De início, o que a audiometria vai mostrar é a melhor área de percepção auditiva.

Através da educação auditiva e do uso do AASI, esta área se desenvolve mostrando a real possibilidade de percepção da criança. Se esta educação auditiva não for realizada, a criança com surdez profunda fica impedida de chegar à percepção dos sons da fala.

No caso de Surdos adolescentes ou adultos, que optam por este tipo de trabalho, as atividades deverão estar de acordo com seus interesses e faixa etária. O objetivo continua sendo o mesmo, o que muda são as estratégias utilizadas.

Atividades:

- Escolhidas de acordo com a faixa etária, interesse e vivência da criança.
- Usar, sempre que possível, exercícios envolvendo o corpo, adequados às necessidades psicomotoras da criança.
- Associar sempre o som ao movimento e o silêncio à ausência do movimento.

Etapas:

- Especialista como modelo. A criança observa.
- A criança junto com o especialista.
- A criança sozinha com apoio visual.
- A criança sozinha sem apoio visual.

A percepção da presença ou ausência do som é uma etapa importante a ser vencida para que o Surdo consiga chegar à percepção auditiva da sequência da fala, pois quando falamos intercalamos sons e silêncios, e isso é fundamental para sermos compreendidos (Anexo II).

Dentro desta etapa, alguns pontos importantes podem e devem ser aproveitados e desenvolvidos, dentre eles podemos citar a memória auditiva.

É possível que sejam propostas atividades que levem a criança a usar a noção de quantidade e, com isso, desenvolver a memória auditiva. Ouvir sons e poder contá-los trabalha com conjuntos e subconjuntos, por exemplo; torna-se uma atividade extremamente rica em relação aos aspectos cognitivos de desenvolvimento infantil e da escolaridade.

Uma vez capaz de discriminar e identificar o som e o silêncio, passa-se a trabalhar com a duração dos sons.

Duração

Descoberta que os sons podem ser longos (sílabas tônicas) ou breves (sílabas átonas):

- Corpo
  - Som longo: passadas largas – braços estendidos.
  - Som breve: passadas curtas – braços flexionados.
- Material concreto
  - Som longo: objetos longos.
  - Som breve: objetos pequenos.
- Sinais gráficos
  - Som longo: _____.
  - Som breve: U.

- Reprodução com a própria voz.
- Material sonoro
  - Inicial – kazoo, diapasão, tambor, instrumentos de sopro.
  - Mais tarde – a voz (vogais, sílabas).
  - Palavras.
  - Frases.

  Importância da etapa de duração:

- Melhora a percepção e reprodução melódica e retifica.
- Melhora a compreensão das massas sonoras (o que eles percebem de início).
- Essencial para discriminação auditiva.
- Melhora consideravelmente a inteligibilidade da fala do Surdo.

A inteligibilidade da fala relaciona-se diretamente com a correta melodia na emissão das palavras e não com a emissão correta dos fonemas nas palavras, ou seja, a melodia está diretamente relacionada com a duração dos sons.

Quando ocorre a compreensão e a discriminação auditiva das estruturas melódicas trabalhadas, envolvendo os sons longos e breves, a criança está pronta para começar a associar estas estruturas melódicas às estruturas correspondentes na Língua Portuguesa.

Por exemplo:

- Mamãe: U__
- Boneca: U__U
- Carro: __U
- Borboleta: UU__U

O objetivo dessa etapa é chegar à voz. Mesmo uma criança com surdez profunda consegue aprender, e assim, discriminar palavras e frases a partir da duração. O trabalho com a voz, nesta etapa, não se reduz à discriminação auditiva. Quando ela começa a perceber auditivamente a voz do outro deverá ser estimulada a perceber sua própria voz, o que contribui para que adquira melhor qualidade vocal (Anexo III).

Intensidade

O objetivo desta etapa é perceber os sons fortes e fracos que, nas palavras, correspondem às sílabas tônicas e átonas, respectivamente.

A percepção auditiva da variação da intensidade dos sons também corresponde, na cadeia falada, à entonação das frases, pois ao fazermos uma frase interrogativa, aumentamos, naturalmente, a intensidade dos sons da mesma.

No início, através de instrumentos musicais, como o tambor, o pandeiro e o prato, desenvolvem-se atividades que levarão a criança surda a perceber a diferença entre um som forte e fraco, para que, em seguida, ela possa identificá-los (Quadro 3-1).

Quadro 3-1. Instrumentos sonoros (intensidade)

Instrumentos	Faixa de Frequência de Maior Intensidade	dB NPS (Nível de Pressão Sonora)
Agogô campânula grande	600 a 800 Hz 3.000 a 8.000 Hz	85 dp NPS
Agogô campânula pequena	4.000 a 10.000 Hz	90 dp NPS
Xilofone	4.000 a 6.000 Hz	80 dp NPS
Triângulo	4.000 a 8.000 Hz	80 dp NPS
Chocalho	4.000 a 8.000 Hz	80 dp NPS
Guizo	2.000 a 8.000 Hz	70 dp NPS
Black-Black	2.000 a 6.000 Hz	80 dp NPS
Sino	4.000 a 8.000 Hz	90 dp NPS
Castanhola	1.600 a 10.000 Hz	75 dp NPS
Sanfona	1.000 a 2.500 Hz	80 dp NPS
Apitolino	1.600 a 2.000 Hz	80 dp NPS
Coco	600 a 3.000 Hz	85 dp NPS
Tambor	250 a 600 Hz	85 dp NPS
Reco-Reco	1.000 a 8.000 Hz	80 dp NPS
Pratos	500 a 20.000 Hz (pico 2.000 Hz)	80 dp NPS

Os sons oferecidos devem ser bem distintos para que a criança possa perceber a diferença entre sons fortes e fracos.

Material sonoro: instrumentos musicais, música e voz.

É importante para a discriminação e o uso adequado da entonação na fala e para o controle da intensidade da própria voz.

Devemos estar atentos ao utilizarmos o som fraco, pois este, para crianças com perda profunda, deve ser utilizado através de uma "batida" suficientemente forte para que a criança perceba. Se não for dessa maneira, a criança pode identificar o som fraco como sendo ausência de som, não sendo desenvolvido o parâmetro da intensidade (Anexo IV).

Frequência

Percepção, identificação e discriminação dos sons graves e agudos.

Nesta fase a criança já percebe, discrimina e identifica grande quantidade de sons de frequências variadas e já desenvolveu a atenção e a memória auditiva. É o momento de sistematizar esta percepção adquirida correlacionando-a com a linguagem oral.

No Método Audiofonatório, associa-se aos sons graves a cor vermelha e aos sons agudos a cor verde.

A percepção aos sons agudos é mais difícil para as crianças com surdez neurossensorial profunda. Algumas delas não alcançam sons de frequências mais altas, uma vez que estes sons são percebidos na parte mais externa da cóclea que é, normalmente, a parte mais lesionada, nos processos infecciosos, que resultam em surdez neurossensorial profunda. Material sonoro: instrumento musical e voz (Anexo V).

> "É muito importante termos o conhecimento prévio da audiometria da criança, pois só assim poderemos saber em que frequências existem resíduos e que sons, inicialmente, poderemos trabalhar. Os sons devem ser oferecidos segundo as possibilidades da criança para que não gere um sentimento de frustração, caso ela não consiga percebê-los. Os sons trabalhados devem ter frequências bem distintas para que possam ser melhor percebidos e ter o cuidado de que sejam oferecidos em intensidade que possam ser percebidas pela criança (de acordo com seu grau de perda)." (Campello, 2000, p. 39.)

METODOLOGIAS DE ORALIZAÇÃO

Resumindo:

Educação auditiva

1. Sistemática

2. Sons intermitentes

3. Estimulação frequente – Sensação será revelada

                              – Haverá aprendizagem

                              – Memorização

Conclusão

1. Audição passiva – Recepção

2. Som e silêncio – Percepção

                   – Associação

                   – Memorização

3. Duração, intensidade e frequência – Intensificação

                                               – Discriminação

                                               – Reprodução dos sons

                                               – Associação som-fala

---

REQUISITOS PARA O BOM RESULTADO DO MÉTODO ORAL

> *"O som engrossa o caldo sensorial de nossas vidas e dependemos dele como auxílio para interpretar, comunicar e expressar o mundo em torno de nós. O espaço é silêncio, mas na terra, quase tudo produz ruído." (Ackermann.)*

A educação oral requer um esforço total por parte de todas as pessoas envolvidas no tratamento da criança. Ocupa todas as horas do dia e todos os dias do ano.

A educação oral começa quando a criança nasce ou quando se descobre a deficiência. Se isto não acontecer, cada ano que passa sem a atenção devida significa uma diminuição irrecuperável das possibilidades de êxito. Não pode coexistir com meios de comunicação que não sejam orais. O uso de códigos naturais torna impossível o desenvolvimento de hábitos orais.

A educação oral requer atenção quase individual, portanto, os grupos de classes são reduzidos a cinco ou seis alunos, aproximadamente, nas escolas ou classes especiais. Começa no lar exigindo a participação ativa da família.

CONSELHOS GERAIS PARA ATENDIMENTO A SURDOS

- Falar com naturalidade para que a educação auditiva e as aquisições linguísticas possam fluir de forma também natural.
- Desenvolver as potencialidades da criança dentro de suas características individuais, estimulando-a a um desenvolvimento mais próximo da sua faixa etária.
- Proporcionar atividades dinâmicas e com variedades de estímulos, para envolver a criança de forma global.
- Oferecer e permitir que a criança use toda a sua expressividade corporal, facial, vocal, verbal e artística.
- Dar ênfase na compreensão, uma vez que a expressão será uma consequência da educação auditiva e da compreensão.
- Dar ênfase na educação auditiva e na comunicação oral, já que a linguagem oral é o principal objetivo do trabalho.
- Criar um veículo de afetividade, segurança e alegria entre especialista, criança e pais.
- O falante deve se colocar à frente do paciente e à curta distância.
- Situar-se de tal forma que o rosto fique bem iluminado e a sua boca um pouco acima dos olhos do paciente.
- Evitar mexer a cabeça enquanto se fala.
- Deve-se evitar a gesticulação excessiva porque a atenção do paciente será atraída para os gestos, desviando, assim, o olhar dos lábios.
- Devemos mostrar o objeto do qual estamos falando.
- Variar ao máximo as repetições, fazendo-as atraentes.
- Não demonstrar sinais de impaciência durante os atendimentos.
- Não prolongar demais a audição de cada exercício.
- Se os pacientes possuem resíduos auditivos satisfatórios, será exercitado associando leitura orofacial à audição.
- O acompanhamento dos pais é fundamental.
- Devemos, inicialmente, trabalhar com o concreto.
- O convívio com o ouvinte é perfeitamente possível e indispensável, devendo iniciar dentro da própria família.
- O Surdo tem dificuldades em acompanhar uma conversa se várias pessoas estiverem falando simultaneamente e se houver barulho ou música tocando.

- Procurar falar sempre com o Surdo pequeno como se fosse ouvinte, articulando da maneira mais natural possível.
- Deve-se fazer constantemente, sem se preocupar em ter respostas imediatas: vocalizações, canções, sons onomatopeicos, convidando sempre a criança a imitar.
- Aconselhar a família para que continue o trabalho através do lúdico, favorecendo o jogo vocal, o balbucio e a atividade oral da criança.
- Não se concentrar naquilo que falta ao Surdo, mas sim naquilo que ainda tem. Não o medir por aquilo que pode dar, e sim pelo que ainda pode produzir.

ESTRATÉGIAS GERAIS PARA ATENDIMENTO A SURDOS

- Estratégias sobre voz e articulação
  - Falar com voz clara: com articulação normal e sem exageros.
  - Fale com intensidade normal de voz: quanto mais alto o tom de voz, mais ininteligível.
  - Voz interessante, animada: ricos em entonação, ritmo, duração, intensidade, trazendo informações de caráter emocional.
  - Falar próximo da criança: falar próximo do microfone do AASI ou ao lado do implante coclear multicanal.
  - Fale, preferencialmente, sem ruído mascarante.
- Estratégias de atenção
  - Evite tocar ou puxar a criança para chamar-lhe atenção. Espere seu olhar.
  - Use a voz para chamar-lhe atenção: chame-a pelo nome (chance de usar a audição).
  - Se não conseguir sua atenção chamando-a pelo nome, use movimentos corporais ou gestos associados à fala. Chamar atenção para o que quer lhe dizer, sempre dizendo-lhe alguma coisa quando ela olhar.
  - "Espere" a criança processar a informação recebida.
  - Desenvolver a atenção auditiva e a comunicação oral nas atitudes diárias. Conduzir a criança a aprender a escutar sons com significado para a criança.
  - Não desperdice o momento. Atender quando a criança solicitar informações. Aproveitar oportunidades no momento exato.

- Falar sobre coisas interessantes à criança. Centros de interesse; faixa etária.
- Aproveitar as atividades diárias: hora do banho, das refeições.
- Seja sensível à capacidade da atenção da criança, idade auditiva/ idade cronológica. Tendência a ser mais atenta aos momentos que está vivenciando.

- Estratégias sobre as expressões
  - Deixe ver seu rosto de frente.
  - Seu rosto deve estar sempre iluminado. Ambientes claros; não mastigar nem fumar enquanto fala; não usar óculos escuros.
  - Rosto ao mesmo nível visual.
  - Expressões faciais e entonações ricas. Expressões de acordo com as mensagens (ex.: perigo – rosto sério).
  - Gestos naturais com as mãos: recursos de apoio, caso a criança não entende a mensagem. Sempre acompanhado da linguagem oral.
  - Lábios descobertos: o ideal, sem barba ou bigode, no processo inicial.

- Estratégias de comunicação
  - Aspectos não verbais da comunicação: a criança, desde bebê, percebe que a comunicação envolve um falante e um ouvinte, mesmo através de aspectos não verbais: choros, sorriso e olhar.
  - Comunicação de maneira positiva: esteja disponível à comunicação, transmita a mensagem de forma calorosa, alegre, próxima à criança.
  - Procure reconhecer as tentativas de comunicação da criança. Estar atento e entender as atitudes de comunicação da criança. Antes das primeiras palavras, a criança manifesta comportamentos comunicativos que devem ser atendidos (sorriso, sons e movimentos de cabeça). Quanto mais a criança for atendida em sua iniciativa de comunicação, mais ela estará motivada a continuar este processo.
  - Fale sobre o aqui e agora: falar sobre o que está ocorrendo naquele momento, dentro de um contexto comunicativo.
  - Respeite o ritmo e interesse da criança: estimule-a dentro da faixa de desenvolvimento em que ela está, dentro da quantidade de informações que é capaz de absorver naquele momento.
  - Desenvolva uma educação apropriada: atividades, brincadeiras de acordo com a fase idade, criança, interesses.

METODOLOGIAS DE ORALIZAÇÃO

- Crie condições para que a criança comunique por meio de palavras, aquilo que ela quer expressar. Por exemplo: ela aponta o filtro; pergunte-lhe: Você quer água? Eu vou dar água para você.
- Enfatize a imitação: as crianças gostam de "brincar de imitar". Por exemplo: sons onomatopeicos do que ouviu: carro, moto, avião, cão latindo. O adulto deve imitar os sons produzidos pelas crianças. É um momento de interação prazeroso.
- Responda à comunicação da criança. Elogie suas emissões, encorajando-a para novas emissões.
- Use sentenças pequenas e simples. No início, use linguagem através de frases curtas, com mensagens claras e estruturas adequadas, sem omissão de elementos.
- Use repetições de um contexto significativo no momento certo. Respeitar fase de recepção.
- Procure expandir as produções semântica e gramaticalmente, à medida que a criança vai tendo condições para tal. A expansão é um elemento adicional à produção da fala original da criança.
- Não use diminutivos ou fala infantilizada. Não é um modelo adequado na fase inicial do processo de aquisição da linguagem oral.
- Comunique-se através de um contexto significativo. Construir a linguagem: ouvi-la dentro de um contexto. Habilidades de fala e linguagem são adquiridos no contexto de discurso cotidiano.
- Mantenha um diálogo: comunicação envolve falante e ouvinte; trocas de comunicação. Respeite a troca de turnos. Dê tempo para processar a mensagem e respondê-la.
- Estimule a comunicação com pessoas de fora. Por exemplo: mande-a comprar pão.
- Forneça informações. O que a criança manifestar que quer saber, nunca a deixe sem resposta.
- Avalie o nível de resposta da criança: exigir dentro do que ela pode dar.
- Procure não ser ansioso: deixe a linguagem fluir.
- Deixe comunicar-se e pedir o que quer: deixe que ela fale como pode no momento. Encoraje-a para isso.
- Conserte: se você não entendeu, peça que ela repita e se explique melhor.

- Estratégias verbais (Tye-Murray, 1993)
  - Repetir: fale a mensagem novamente, quando perceber que a criança não ouviu.
  - Simplificar: simplifique a mensagem usando um vocabulário usual.
  - Refrasear: usar sinônimo para refrasear. Por exemplo: como você se chama? Qual é o seu nome?
  - Reforçar palavras-chave. Por exemplo: a criança não está jogando bola. Bola.
  - Reelaborar: repetir a palavra-chave fornecendo mais informações para a compreensão. Por exemplo: Comprei bombons no supermercado. Bombons. Você quer bombons?
  - Delimitar: formular perguntas oferecendo alternativas de respostas. Por exemplo: Onde nós vamos? Vamos ao cinema ou à casa da vovó?
  - Construir a partir do conhecimento: apresentar informações com base no conhecimento prévio da criança. Por exemplo: pegue o lápis e a caneta do estojo (aponte para o estojo).
  - Pedir informações: perguntar à criança o que ela ouviu, entendeu. Por exemplo: vamos ao zoo?

A Criança Ouvinte, a Surda e o Mundo Sonoro

4

Analisando-se a criança surda e as crianças que ouvem normalmente, podemos perceber que, fisicamente, elas são iguais; o desenvolvimento motor e o desenvolvimento mental ocorrem da mesma forma. A única diferença marcante que podemos observar está no domínio da linguagem que reflete no desenvolvimento intelectual e social da criança surda.

Apesar de o desenvolvimento das crianças surdas e ouvintes ocorrer da mesma forma, as primeiras sofrem algumas limitações. Couto (2000, p. 20 e 21) elaborou um quadro ressaltando essas principais limitações.

A) A criança que ouve normalmente
1. Vocaliza.
2. Balbucia.
3. Entende situações e sinais que antecedem a compreensão da linguagem.
4. Do balbucio, progride até dominar a língua.
5. Ouve a voz da mãe, importante para estruturar seu sistema de comunicação.
6. Mesmo não vendo sua mãe ouve sua voz, os passos e os ruídos que marcam sua presença pela casa.
7. No escuro, percebe os sons e ruídos.
8. Pode, ao mesmo tempo, brincar e prestar atenção ao que lhe falam.
9. Vai para a escola dominando enorme vocabulário, além das principais estruturas frasais e grande parte da gramática da língua.

B) A criança surda
1. Vocaliza.
2. Não balbucia, sendo esta a fase do silêncio.
3. Não compreende os sinais que antecedem a compreensão da linguagem. Estes só serão "compreendidos" após um trabalho de estimulação auditiva.

4. Depois do vocalização, estaciona se não receber educação especializada.
5. Não ouve a voz materna, percebendo apenas sua expressão fisionômica.
6. Não vendo a mãe, sente-se só, pois também não a ouve.
7. No escuro, seu isolamento é completo, pois a criança não pode perceber os sinais visuais.
8. Para entender o que lhe falam, precisa desviar a atenção de seu brinquedo.
9. É na escola ou no atendimento especializado que irá aprender as primeiras palavras.

A IMPORTÂNCIA DA AUDIÇÃO NA AQUISIÇÃO DA LINGUAGEM

Orientar um Surdo em direção ao domínio da linguagem é um trabalho de grande responsabilidade, considerando-se, principalmente, a importância da comunicação na integração social do indivíduo.

A criança que, ao nascer, não percebe os sons sofre uma grande perda, já que o conhecimento do mundo sonoro é que possibilita a conquista natural da comunicação oral.

Alguns autores afirmam que a vocalização da criança surda não é tão rica em entonações como daquela que ouve bem, mas também usa expressões fonoarticulatórias, já que essa primeira emissão não depende da retroalimentação.

No estágio seguinte, que é o lúdico, em que o bebê brinca com seus órgãos fonoarticulatórios e com os sons que emite, acentuam-se as diferenças da criança surda. Não percebendo suas próprias emissões, essa criança é incapaz de iniciar os jogos sonoros que constituem a primeira grande etapa para atingir a comunicação oral. Não ouvindo os sons que emite, não estabelece a relação entre a fala e a audição.

Na fase pré-linguística, que se estende, aproximadamente, até o 10º mês, a criança surda não entra na fase do balbucio, já que há a interferência do sistema auditivo. Com isso, a criança permanece com os sons rudimentares da fase da vocalização.

A falta da retroalimentação entre a fala e a audição impede que o bebê surdo comece a imitação do seu próprio balbucio, que tome consciência e imite a linguagem das pessoas que a cercam, impossibilitando o uso e o controle auditivo e a aquisição natural da linguagem.

A partir do momento em que a criança surda não imita seus próprios sons, nem a fala das outras pessoas, deixa de progredir em linguagem, vão diminuindo suas manifestações fonoarticulatórias, emitindo cada vez menor número de sons, até perdê-los por completo. Perde, gradativamente, toda riqueza de aquisições fonéticas e não chega a adquirir linguagem, a menos que comece a receber estimulação adequada, para obter acesso à comunicação oral, através do aproveitamento do seu potencial auditivo residual.

LINGUAGEM

> "Da mesma maneira como a águia tem olhar aguçado para localizar sua presa, o tigre suas garras fortes para segurar seu alimento, o cachorro um faro aprimorado para se localizar, nós temos a linguagem para construir uma realidade onde possamos fazer aparecer nosso desejo. A linguagem é um instrumento para darmos conta do tipo de aparato pulsional que nos constitui. Desprovidos de aparato instituvo, buscamos na linguagem, na atividade simbólica uma estrutura para orientar nossa ação, não uma ação baseada na necessidade, para a qual seria adequado o instinto, mas uma necessidade baseada no desejo. A linguagem acolhe bem o tipo de dubiedade inerente à pulsão e permite simbolizar o desejo, facilitando sua realização." (Veschi, 2005.)

> "Definimos linguagem como a resultante de um processo sensorial e intelectual que visa à organização do pensamento e implica numa intenção de comunicação. É por seu intermédio que o homem pode estabelecer contatos com seus semelhantes, desenvolvendo a habilidade de compartilhar experiências, dentro de um sistema de comunicação estruturado e único da espécie humana. Na antiguidade, "o espírito" (linguagem) pode ser verbal e não verbal." (Simonek, 2004, p. 80.)

Principais Teorias e seus Autores

A linguagem é um sistema simbólico tipicamente humano, sendo uma das mais importantes aquisições deste grupo.

Para Chomisky, a organização da linguagem em estruturas profundas seria compartilhada por todas as línguas humanas – constituindo os universais linguísticos. Seu pensamento ficou conhecido como "inatismo", pois acredita existir uma predisposição inata no homem para o aprendizado da língua, ou seja, acredita que o indivíduo nasce com capacidades inatas linguísticas e cognitivas inerentes ao ser humano, cabendo ao meio estimular esse potencial.

Nesta teoria, todo indivíduo nasce com um conhecimento subjacente de uma gramática geral, universal e o meio vai ativar este conhecimento, isto é, propiciar ao indivíduo reconhecer, pelos estímulos do meio, as regras gerais que já possui e formular, através de uma seleção dessas regras subjacentes uma gramática da língua a que está exposto.

No modelo Behaviorista, entende-se que a linguagem é adquirida pelos indivíduos através de imitação de modelos, pelo contato no meio social com indivíduos falantes e, nesse sentido, a criança nada mais faz que copiar as produções do outro, tomando-as como próprias e falando. A linguagem está pronta, precisando ser apenas apropriada pelos iniciantes na língua.

Para Piaget, a linguagem não pode emergir antes que certas operações motoras tenham sido adquiridas. É na interação motora do sujeito com o seu meio que certas estruturas cognitivas se desenvolvem.

Piaget acredita que a linguagem aparece no indivíduo a partir de um estágio do desenvolvimento cognitivo, ou seja, a linguagem não se apresenta como uma capacidade inata, necessitando esperar que uma etapa cognitiva se desenvolva para que o indivíduo possa começar a manifestar processos de "assimilação" ligados à aquisição da linguagem.

No modelo sociointeracionista de Vygotsky, a linguagem possui duas funções essenciais: a de "intercâmbio cultural", ou seja, de poder comunicar-se com os outros componentes do grupo social; e a de "pensamento generalizante", que se refere à capacidade de conceituar.

Vygotsky afirma que linguagem (língua) e pensamento (processos cognitivos) são fenômenos de desenvolvimento independentes nos primeiros meses de vida e já se manifestam com autonomia (uma das provas é a de que o balbucio se manifesta independente de estímulos do meio). Vygotsky afirma que o balbucio e o choro da criança, mesmo suas primeiras palavras, são claramente estágios do desenvolvimento da fala que não têm nenhuma relação com a evolução do pensamento. Por outro lado, Vygotsky afirma que os processos cognitivos, por sua vez, desenvolvem-se, inicialmente, independente da linguagem (língua).

Aquisição da Linguagem

Avaliar a contribuição da linguagem no desenvolvimento do pensamento é uma tarefa muito difícil pelo fato de que, normalmente, a linguagem e o pensamento se desenvolvem juntos.

Crianças que nascem com surdez profunda ou atingidas por surdez em uma idade precoce, não aprendem a linguagem como produto usual do seu dia a dia e, dependendo do grau da perda auditiva, a criança pode ou não adquirir a linguagem (Fig. 4-1).

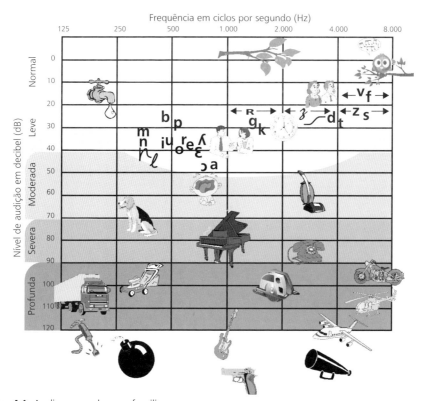

Fig. 4-1. Audiograma de sons familiares.

Uma criança com surdez leve (26 a 40 dB) só não consegue perceber a voz cochichada, percebendo todos os outros tipos. Ela pode adquirir linguagem naturalmente, podendo ter apenas alguma dificuldade na fala, trocando ou omitindo alguns fonemas. Costuma ser desatento, inseguro e ansioso.

A criança com surdez moderada (41 a 70 dB) não percebe a voz fraca e nem a média, utilizada na conversação normal, ouvindo apenas a voz forte. Este fato permite que a criança adquira linguagem, mas sua fala se apresenta com muitos erros. Em alguns casos, a linguagem é insuficiente para conseguir se expressar ou se fazer entender. Necessita da repetição e da ajuda da visão.

A surdez severa (71 a 90 dB) e a profunda (91 dB em diante) são bem mais sérias, impedindo que a criança perceba os sons produzidos em seu ambiente familiar, o que impossibilita a tomada de consciência do mundo sonoro, fazendo com que fique privada dos modelos linguísticos oferecidos por seu ambiente familiar, não conseguindo adquirir linguagem pelos processos naturais.

DESENVOLVIMENTO DA LINGUAGEM NO INDIVÍDUO OUVINTE E NO INDIVÍDUO SURDO

A fundamentação linguística do método audiofonatório baseia-se no enfoque "Chomskiano", que diz que o ser humano possui faculdades inatas para a linguagem, sendo o indivíduo ouvinte ou surdo.

Há dois fundamentais meios específicos para que tais faculdades inatas atinjam a maturação chegando à competência e ao desenvolvimento linguístico. São eles: aprender a ouvir e a compreensão da linguagem.

Aprender a ouvir não significa recuperar a audição, mas, tomar conhecimento de seus resíduos auditivos e aprender a utilizá-los, mesmo que a curva auditiva seja muito reduzida, como no caso da surdez severa e profunda. Ainda nesses casos há uma zona em que a criança pode perceber sons e, por menor que seja, sua importância é muito grande.

No caso do ouvinte, o mesmo ocorre através de meios naturais; já no Surdo não. Ele necessita de meios específicos e de condições adequadas de estimulação, como: situações reais de comunicação, linguagem natural, AASI bem adaptado e com uso frequente, educação auditiva e família.

A CRIANÇA OUVINTE, A SURDA E O MUNDO SONORO

Tendo isso em vista, para que se obtenha bons resultados no trabalho com o Surdo, é necessário seguir as mesmas etapas evolutivas da linguagem no ouvinte. Dessa forma, segundo Pichon, existem duas fases do desenvolvimento infantil.

1. Período Pré-Linguístico (2 a 10 meses)

- No Ouvinte
  - Este período antecede a linguagem propriamente dita. Inicia com o nascimento, quando a criança está envolvida em um clima de muita afetividade, com pessoas carinhosas e estimuladoras, todo o tempo à sua volta.

    Nessa fase surgem os estalos e os vagidos que são manifestações fisiológicas relacionadas com a respiração e a parte motora da fonação. Posteriormente, instala-se o balbucio, que dá continuidade aos estalos e vagidos. É um exercício puramente motor e independe da audição. Durante a fase do balbucio, a criança experimenta uma enorme possibilidade de sons, realiza todas as possibilidades fonéticas que seu aparelho fonador é capaz de produzir.
- No Surdo
  - Para que as possibilidades linguísticas venham a se desenvolver de acordo com a língua a que está exposta, é necessário que a criança escute as combinações fonéticas utilizadas à sua volta, para que, gradativamente, ela possa começar a imitá-las, mesmo que de forma lúdica, chegando ao exercício constante das possibilidades fonéticas que compõem sua língua.

2. Período Linguístico

- No Ouvinte
  - Caracteriza-se como o período em que o processo de aquisição da linguagem se desenvolve. Tem início a partir do momento em que a criança começa a compreender a linguagem utilizada ao seu redor, em situações reais de comunicação.

- No Surdo
  - Marca o momento em que a criança surda, através de uma compreensão global, começa a entender o que as pessoas falam, dando início, também, às tentativas de emissão com significado.

Este período se subdivide em:

A) Período de compreensão
  - No Ouvinte
    - Define o início do período linguístico e ocorre por volta dos 10 meses de idade.
    - A criança é capaz de compreender, globalmente, situações reais de comunicação.
    - Antes de começar a emitir qualquer palavra, a criança, primeiro, compreende o contexto em que a palavra está inserida.
    - As situações reais de comunicação que a criança vive neste estágio constituem uma rotina na sua vida, pois acontecem, naturalmente, todo tempo, no seu dia a dia.
  - No Surdo
    - Na educação auditiva tem início o trabalho com intensidade de sons fortes e fracos. É seguida, paralelamente, pela estimulação linguística.
    - A variedade de conceitos adquiridos, em situações de comunicação, é que irá possibilitar o domínio e o uso da língua, e que as ações é que vão permitir a construção da frase. É preciso vivenciar as ações e utilizá-las para compreensão da língua, estimulando a criança a expressar-se, estruturando frases simples e completas.

B) Período locutivo
  - No Ouvinte
    - Ocorre por volta dos 12 meses de idade, definindo-se pelo início das tentativas de emissão.
    - A criança inicia sua expressão oral. Uma só palavra ganha o significado, ou seja, representa toda uma situação.
    - Suas primeiras palavras, aqui descriminadas de palavras-frase, são palavras ligadas à sua rotina. Por exemplo: água, mamadeira, carro, chupeta, não etc.

- A palavra-frase quase sempre apresenta incorreções fonéticas, porém podemos observar que a melodia está correta. Neste processo natural, a constante estimulação por parte da família vai possibilitar que o bebê chegue à emissão certa, foneticamente falando, das suas primeiras palavras.
- No final desse período aparecem as palavras justapostas, que são esboços de frases. É como se a criança estivesse se preparando para as suas primeiras frases simples, ou seja, uma única palavra não é mais suficiente para que ela possa expressar suas ideias.

- **No Surdo**
  - Começa a fase da emissão livre, em que a criança surda utiliza uma expressão oral espontânea, ainda com muitas incorreções fonéticas. É enfatizando a melodia, aplicando o parâmetro duração, já com estruturas fonéticas significativas (palavras).
  - Há casos em que o Surdo fala emitindo cada fonema de uma maneira correta demais, em uma emissão muitas vezes exagerada em relação à natural, das pessoas que ouvem bem. Eles falam dando ênfase à melodia e não à articulação.
  - Se a criança surda enfatiza a articulação, acaba parecendo uma pessoa estrangeira. Isto não acontece quando as estruturas são trabalhadas a partir da melodia, de forma global, facilitando uma emissão mais natural.

C) Período delocutivo
- **No Ouvinte**
  - Caracteriza-se pelo aparecimento de frases simples de início e ocorre por volta dos 24 meses de idade.
  - A criança descobre e passa a se interessar pelo nome de tudo que está ao seu redor.
  - Partindo das frases simples, a criança passa, gradativamente, ao uso de uma sintaxe mais completa.
  - A criança é capaz de usar a linguagem oral articulando tanto o eixo paradigmático, quanto o eixo sintagmático.

> *"A criança experimenta a linguagem e cria sua própria gramática que difere da do adulto, mas que é fundamental para que chegue à etapa final, da linguagem constituída." (Chomsky, 1970.)*

- **No Surdo**
  - Acrescenta-se o organograma da linguagem como rápido apoio à estruturação da língua, que tem como objetivo auxiliar o educando Surdo na difícil tarefa de estruturar sua linguagem.
  - Com a descoberta da surdez durante o segundo ano de vida, até 3 ou 4 anos ou mais tarde, a criança precisará retomar, primeiro, às manifestações naturais do período pré-linguístico, e continuar o desenvolvimento de acordo com suas possibilidades, recuperando grande parte do tempo perdido e aproximando-se, sempre mais, do desenvolvimento normal ou caminhando lentamente, passo a passo, vencendo cada dificuldade. Para que isso aconteça, depois de ser estabelecido um diagnóstico correto, a segunda medida é a adaptação da prótese auditiva.

D) Período da linguagem constituída
  - **No Ouvinte**
    - Caracteriza-se pela conscientização e utilização da linguagem como forma de expressão, através do domínio do "eu", assim sendo, a criança já é capaz de posicionar-se frente a todo esse complexo processo.
    - Por volta dos 3 anos de idade, a criança já é capaz de operar com os símbolos mentalmente, realizando as abstrações necessárias ao uso da língua oral.
  - **No Surdo**
    - O Surdo atingirá esse período quando alcançar o domínio da língua e, principalmente, o emprego do eu, me, mim, diferente de você, se e si.
    - Utiliza a educação auditiva e a estruturação da língua, pautando toda estimulação linguística nas etapas do desenvolvimento normal da linguagem infantil.
    - Para que o Surdo comece a receber educação especializada com mais de 4 anos de idade, é necessário oferecer condições adequadas para que possa retomar o desenvolvimento da linguagem a partir do período pré-linguístico.
    - Através da educação auditiva, a criança vai preparar-se para compreender a língua e para expressar-se com maior clareza e com melhor voz.

De acordo com essas etapas, a metodologia audiofonatória segue vários itens para chegar ao objetivo final que é a aquisição da linguagem pelo Surdo (Anexos VI e VII).

ESTRATÉGIAS QUE FAVORECEM O DESENVOLVIMENTO DA COMUNICAÇÃO E DA LINGUAGEM

A aquisição e o desenvolvimento da linguagem devem estar baseados na utilização de todas as possibilidades sensoriais do Surdo.

Os jogos são situações ideais para favorecer a expressão e o intercâmbio comunicativo.

As situações de comunicação devem permitir que os Surdos tenham acesso ao maior número de sinais possíveis para que, através da percepção do contexto, possa compreender com mais facilidade a informação que lhes é transmitida.

A linguagem é um meio de expressão e em seu desenvolvimento podem colaborar outros sistemas expressivos.

O diálogo deve partir dos interesses e preocupações do Surdo e não somente dos objetivos prévios do locutor.

Perguntar menos, dar mais tempo ao Surdo para pensar e expressar-se, e estar mais atento para responder.

Os problemas linguísticos e comunicativos exigem grande atenção individualizada.

Condições favoráveis ao desenvolvimento da linguagem:

1. Razão ou motivo.
2. Ter algo a ser comunicado – conteúdo.
3. Ter com quem se comunicar – parceiro.
4. Meios de comunicação – forma.
5. Condições favoráveis – um contexto.
6. Capacidades cognitivas para atuar sobre o mundo e compreendê-lo.

ESTRUTURAÇÃO DA LINGUAGEM NO SURDO

O uso de perguntas é de suma importância no desenvolvimento da linguagem da criança ouvinte e, particularmente, para a criança surda.

Ao mesmo tempo em que a criança se expressa com frases, é importante que se vá lhe fazendo perguntas a respeito do que ela está falando, pois as perguntas são a base do diálogo.

Exemplo:

- Criança: Papai chegou.
- Terapeuta: Quem chegou?
- Criança: A menina pula corda.
- Terapeuta: A menina pula o quê?

Não estabelecemos idade para começar a apresentar estas perguntas ao Surdo, pois quanto mais cedo for exposta à recepção destas, melhores serão as chances de compreendê-las, interiorizá-las e fazer uso adequado das mesmas.

A princípio veremos que o Surdo não nos dará respostas ao que foi perguntado, ele somente devolverá a pergunta através da repetição da mesma. O ideal, então, é que pais, professores e terapeutas façam perguntas ao Surdo, e se ele a repetir, os próprios pais ou terapeutas lhe darão a resposta, que o Surdo também repetirá. Com o passar do tempo, quando a compreensão já for bem maior, ele passará a responder e aí iniciaremos a fase do diálogo.

Durante o processo de aplicação de perguntas para estruturação da linguagem, a criança já deverá estar frequentando o pré-escolar, em escola regular, onde terá chances de enriquecer cada vez mais seu vocabulário e se socializar. Neste momento é muito importante o trabalho conjunto: escola, terapeuta e família.

Perguntas
Quem? (substantivo)
O que é isto? (substantivo)
Faz o quê? (verbo, predicado)
Onde? Onde está? Onde põe? (lugares, conceitos espaciais, substantivo, advérbio)
De que é? (pronomes)
Para quem? (preposição-substantivo, preposição-pronome)
Com quem? (preposição-substantivo, preposição-pronome)
Para quê? (preposição-verbo)
Quantos? (numerais, pronomes)
Qual? (pronomes, substantivo)
Como é? (adjetivos)
Como está? (adjetivos)
Para quê? (locução adjetiva)
O que aconteceu? (causa, efeito, ação)
Quando? (advérbio de tempo)
De quê? (preposição-substantivo)
O que é? (substantivo-categorização)

Logicamente todos os tipos de perguntas devem ser aproveitados. As perguntas sugeridas são apenas um exemplo das inúmeras que provavelmente surgirão.

As perguntas serão colocadas logo após a estruturação frasal, onde aproveitaremos para dar ênfase aos elementos intralinguísticos.

Exemplo:

- A bola é do menino.
- <u>De quem</u> é a bola? <u>Do</u> menino.
- O menino passeia com a vovó.
- <u>Com quem</u> o menino passeia? <u>Com</u> a vovó.

O Surdo tem dificuldade em estruturar as frases em decorrência do déficit auditivo que, consequentemente, o impede de ter contato com a língua materna. Por essa razão, o método Perdoncini dispõe de um recurso didático que é o organograma da linguagem, que facilita essa estrutura frasal.

> "O organograma da linguagem é um conjunto simbólico, composto de figuras geométricas que representam a estrutura frasal. O círculo representa o núcleo do sujeito ou sintagma nominal (SN1); o quadrado simboliza o núcleo do predicado ou verbo (V), e o triângulo que pode representar o complemento verbal ou complemento nominal, respectivamente, o sintagma nominal (SN2) ou sintagma adjetivo (S. Adj)." (Couto, 1991.)

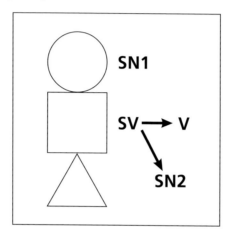

> "A estrutura simbólica é facilmente aprendida pelo deficiente auditivo que a associa à estrutura frasal, permitindo uma maior segurança na organização de suas frases. Deve-se ter o cuidado de não escrever ao lado nem sobre as figuras, uma vez que cada uma delas não significa uma palavra, mas qualquer elemento de qualquer frase que esteja desempenhando uma função semelhante àquela que a palavra desempenha. Assim, uma estrutura simbólica representa uma estrutura que pode ser a mesma de um número infinito de frases." (Perdoncini, 1963.)

O uso do Organograma da Linguagem deve seguir os seguintes passos:

- Compreensão da linguagem oral, em situações naturais de comunicação.
- Tentativas livres de expressão oral, em consequência da etapa anterior.
- Compreensão da estrutura frasal, com o apoio do organograma da linguagem.
- Expressão oral, com o apoio do organograma da linguagem.
- Expressão oral com o uso correto das regras da língua, sem o apoio do organograma da linguagem.

Os objetivos do organograma da linguagem são:

- Facilitar o aprendizado da estrutura linguística, ou seja, da frase através da estrutura simbólica.
- Representar de maneira simples a lógica, a estrutura frasal, sem que os constituintes complexos mascarem a estrutura geral.
- Marcar os componentes frasais, utilizando formas diferentes e suficientemente simples, para que o Surdo possa ver o esquema geral segundo sua forma e não como palavras justapostas.
- Aprender a situar a informação e seu conteúdo (sujeito, verbo, objetos, artigos, advérbios, plural etc.).
- O organograma da linguagem representa um número infinito de frases.

Com o uso do organograma da linguagem, o Surdo começa a perceber, de início, a relação entre os elementos frasais, para então chegar às possibilidades de transformação destes elementos, através das substituições nos eixos paradigmático e sintagmático.

Podemos observar que o organograma da linguagem é um recurso para a estrutura frasal do Surdo, onde o objetivo principal não é ensinar e sim facilitar o aprendizado da língua portuguesa.

Técnicas de Oralização

O processo de oralização da criança surda exige a utilização de técnicas especiais que facilitarão a aprendizagem da emissão de fonemas, bem como a correção de distorções frequentemente apresentadas na fala e na voz.

VOGAIS

/A/

1. Condições de produção
   A) Lábios separados.
   B) Dentes separados.
   C) Língua na posição de repouso.
   D) Palato levantado.
   E) Laringe – vibração nas pregas vocais.
2. Processos de ensino
   - Mostrando a posição da língua, pronunciar diversas vezes /a/ fazendo perceber as vibrações no tórax; sentir o sopro e a vibração torácica na emissão do /a/; tocar comparativo: o paciente toca, ao mesmo tempo, o seu tórax e o do terapeuta enquanto emite a vogal.
3. Defeitos
   - A voz soa abafada: usar o espelho para mostrar que o véu palatino se eleva; fazer o exercício de colocar a língua para fora e a elevação da parte posterior.

/O/

1. Condições de produção
   A) Lábios arredondados.
   B) Dentes separados.

C) Língua contraída e elevada na sua parte posterior.
D) Palato levantado.
E) Laringe – vibração das pregas vocais.
2. Processos de ensino
- Mostra-se a posição da língua e dos lábios e leva-se o paciente a imitar, com vibração das pregas vocais.
- Do /a/ passa-se lentamente ao /o/, fazendo constatar que os lábios tendem a arredondar-se; pelo toque comparativo: fazer perceber as vibrações na caixa torácica.
3. Defeitos
- Dificuldades em projetar os lábios: fazer exercícios musculares como se estivesse falando /iui/.

/U/

1. Condições de produção
A) Os lábios tendem a arredondar-se, contrair-se e adiantar-se.
B) Dentes separados.
C) Língua contraída e elevada.
D) Palato levantado.
E) Laringe – vibração das pregas vocais.
2. Processos de ensino
- A ponta da língua colocada atrás dos incisivos inferiores e sua parte posterior é levantada para formar o orifício linguopalatal. O /u/ é uma vogal de duplo orifício linguopalatal e orifício labial; fazendo o paciente passar do /o/ ao /u/ fazendo constatar a diminuição do orifício labial e o aumento progressivo da intensidade das vibrações no queixo e, em seguida, no peito, verificando o aumento progressivo da intensidade das vibrações quando as passa de /u/ ao /o/.

/E/

1. Condições de produção
A) Lábios abertos naturalmente.
B) Dentes um pouco separados.
C) Língua sai ligeiramente da posição de repouso.
D) Palato levantado.
E) Laringe – vibração das pregas vocais.

2. Processos de ensino
- Mostra-se a posição da língua e dos lábios e leva-se o paciente a imitar, com vibração das pregas vocais; de /a/ passa-se lentamente ao /e/, fazendo constatar-se as vibrações no queixo. Fazer perceber as vibrações na caixa torácica, pelo toque comparativo.

3. Defeitos
- Falta de condições da língua para arquear: fazer exercícios musculares de dobrá-la entre os dentes, para baixo e para cima; pode-se, também, usar, um lápis envolvendo-o com a língua para cima e para baixo; o espelho ajuda muito na emissão desse fonema.

/I/

1. Condições de produção

A) Lábios: os cantos tendem a afastar-se.

B) Os dentes ficam ligeiramente separados.

C) A língua fica apoiada atrás dos incisivos inferiores.

D) Palato: levantado; oclusão das fossas nasais.

E) Laringe: vibração das pregas vocais.

2. Processos de ensino
- Mostra-se a ponta da língua colocada atrás dos incisivos inferiores; pronuncia-se o /i/, fazendo com que o paciente perceba as vibrações no queixo ou no lábio inferior.

- Fazer o paciente pronunciar diversas vezes /u/, depois /i/, percebendo as mesmas vibrações no queixo; o /u/ transforma-se progressivamente um /i/.

- Observar se a ponta da língua sai dos incisivos inferiores. Pode-se iniciar o ensino das vogais pelo /i/, por ser a vogal mais fechada. O /i/ não tem resistência da língua e de combater, assim, a tendência dos surdos de manifestar mais importância ao orifício labial por ele ser visível; sendo o /i/ uma vogal fechada, contraria outra tendência da pessoa surda, que faz exagerar a amplitude dos movimentos. Ao iniciar o ensino da emissão de uma vogal, atentar para que ele ordene corretamente a ação da glote com o laringe e da glote com a boca, para que a vogal não adquira um timbre surdo.

CONSOANTES

/P/

1. Condições de produção
   A) Lábios cerrados, fazendo pressão do ar.
   B) Dentes separados.
   C) Língua plana, atrás dos incisivos inferiores.
   D) Palato levantado.
   E) Laringe: sem vibração.
2. Processos de ensino
   - Apertar os lábios para que possa provocar a explosão com a corrente de ar expirado.
   - Colocar as mãos junto à boca, mostrando o sopro-explosão, sensível ao tato.
   - A emissão é feita, primeiramente, surda, a fim de que o paciente perceba a ausência de vibração laríngea, e, depois, sonora.
   - Fazer exercícios de lalação, cuidando para que o paciente sinta a vibração na caixa torácica, isto é, a ressonância no peito; assim, a voz de falsete é evitada.
   - Evitar a vibração das pregas vocais, que é característica do seu homorgânico /b/.
   - Pode-se afastar os lábios em todo o seu comprimento ou apenas na parte mediana, evitando inflar as bochechas.
   - Pronuncia-se, rapidamente e várias vezes, o /p/, fazendo perceber as explorações; o paciente deve repetir sozinho.
3. Defeitos
   A) A explosão é fraca demais, quando a pressão do ar bucal é insuficiente:
   - Juntar os lábios naturalmente e depois soprar sem voz.
   - Juntar os lábios naturalmente e depois soprar, primeiro sem som e após um pequeno espaço de tempo, emitindo as vozes.
   - Falar... /pu/, depois /u/... /pa/, /u/... /pe/, /u/... /pi/. O /p/ parece assobiado; causa: resistência labial muito fraca.
   - Mostrar, por meio das mãos, que há o contato dos lábios ou, mostrar no espelho como o terapeuta faz e mandar imitar.

B) O /p/ é forte demais; causa: a explosão é muito forte.

C) Quando em vez de /p/ pronuncia /b/; causa: o céu da boca é abaixado durante a emissão e levanta-se no momento do descanso.

D) Quando, em vez de /p/ pronuncia /mp/; causa: o céu da boca é abaixado durante a emissão e levanta-se no momento do descanso.

E) Quando em vez de /p/ pronuncia /pt/, /ps/, /pc/; causa: a língua entra em contato com os incisivos ou com o palato, durante a emissão, e afasta-se no momento do descanso.

/T/

1. Condições de produção
   A) Lábios ligeiramente abertos.
   B) Dentes separados.
   C) Língua apoiada na arcada dentária superior.
   D) Palato levantado.
   E) Laringe sem vibração.

2. Efeito
   - A explosão produzida pela repentina separação da língua e dos dentes.

3. Processos de ensino
   - Levantar a ponta da língua para apoiar-se nos incisivos superiores.
   - Levar a mão junto à boca, mostrando a explosão que é percebida pelo tato.
   - A emissão deve ser surda e depois sonora.
   - Fazer exercícios de lalação, com atenção para a ressonância torácica.
   - Observar a emissão para que não se produza com vibração das pregas vocais, característica do /d/.

4. Defeitos
   - O /t/ é fraco; causa: pressão do ar bucal é insuficiente.
   - O /t/ é forte; causa: pressão do ar bucal é exagerada.
   - O /t/ é soprado; causa: a consoante parece uma sibilante. A resistência da língua é fraca.

- O /t/ é molhado; causa: o contato da língua com o palato é muito demorado.
- Em vez de /t/ pronuncia /d/; causa: a omissão da consoante acompanha-se de uma vibração das pregas vocais.
- Em vez de /t/ pronuncia /ne/; causa: o palato é abaixado durante a emissão e levanta-se no momento do descanso.
- Para o desenvolvimento da articulação, fazer balbucio: tatata... tetete... colocando a mão do paciente diante da boca, debaixo do queixo, depois na face e no peito.
- Para o desenvolvimento da articulação de /ti/ e /tu/ fazer estes exercícios:
  - Tatita tatatitata.
  - Tatuta tatatutata.
  - Tatatiti tatatatititi.
  - Tatatutu tatata tututu.
- Se as vozes forem omitidas, fazer exercícios prolongando-as; para diferenciar o /n/ do /t/, fazer exercícios de tato, colocando o dedo no nariz e transferindo imediatamente para a fala.

/C/ /QUÊ/

1. Condições de produção
   A) Lábios separados, acompanham o movimento da mandíbula.
   B) Dentes separados.
   C) Língua: parte posterior levantada tocando o palato e formando com este uma oclusão; a ponta apoia-se nos incisivos.
   D) Palato levantado.
   E) Laringe sem vibração.
2. Efeito
   - A explosão produzida pelo rebaixamento brusco da língua e da mandíbula; pelo movimento reflexo, a laringe se eleva.
3. Processos de ensino
   - Prender a ponta da língua, mantendo-a junto aos incisivos inferiores.
   - Empurrar a língua para trás, delicadamente, até que a face dorsal da língua alcance a abóbada palatina.

- O ar intrabucal aumenta sua pressão até que, ao abaixar repentinamente, a língua sai da boca causando a explosão, com o som característico do /c/ (quê); pelo movimento reflexo o laringe se eleva.
- Na fonação a posição dos órgãos não é visível. Pronuncia-se /c/ ou /ca/, mostrando o movimento da parte posterior da língua e fazendo perceber a explosão; evitar que o paciente retraia a língua.
- O terapeuta articula pa-ta-ca, mostrando os movimentos da língua e as explosões.
- Encostar a mão na garganta, a fim de perceber a explosão e a vibração na pronúncia de ca-co-cu-que-qui.
- Manter, sob pressão, o queixo imóvel durante a articulação; o paciente deve apoiar a mão no queixo do terapeuta para sentir a pressão.
- Baixar a cabeça, quase encostando o queixo no peito, enquanto emite o som.

/F/

1. Condições de produção
   A) Lábios entreabertos.
   B) Dentes: os incisivos superiores apoiam-se no lábio inferior.
   C) Língua no estado de repouso.
   D) Palato levantado.
   E) Laringe sem vibração.
2. Efeito
   - Passagem do ar pelo lábio superior, sensível ao tato.
3. Processos de ensino
   - O lábio inferior apoia-se nos incisivos superiores. O contato estabelece-se um pouco atrás da linha médio-horizontal do lábio.
   - Levar a mão na altura do lábio superior, sentindo pelo tato o sopro provocado pela corrente expiratória (o sopro escapa, em parte, oblíquo de baixo para cima).
   - Fazer a emissão surda e sonora do fonema.

- Fazer exercícios de lalação, observando-se o tom de voz e sua produção; apoiar a mão sobre o peito, a fim de perceber, pelo tato, a ressonância.
- Como este fonema é homorgânico de /v/, observar sua impostação para que não se produza com vibração das pregas vocais; evitar também a vibração do maxilar inferior, que é peculiaridade do /v/.
- Evitar a exagerada pressão do lábio inferior contra os incisivos superiores.

4. Defeitos
   - O /f/ é fraco; causa: o lábio inferior não se aperta suficientemente contra os dentes.
   - O /f/ é apertado; causa: a pressão do lábio inferior contra os dentes é demasiado acentuada.
   - O /f/ é muito aberto; causa: a aproximação labiodental deixa ao sopro uma fenda muito aberta no sentido horizontal.

/S/

1. Condições de produção
   A) Lábios semiabertos, com tendência a afastar-se.
   B) Dentes bem aproximados.
   C) Língua: a ponta apoia-se nos incisivos inferiores.
   D) Palato levantado.
   E) Laringe sem vibração.
2. Efeito
   - Um sibilo prolongado.
3. Processos de ensino
   - A ponta da língua apoia-se atrás dos incisivos inferiores; a parte posterior quase toca o palato e seus bordos laterais tocam a arcada dentária superior; sua parte mediana fica ligeiramente sulcada longitudinalmente. O ar expirado segue este sulco e produz o assobio característico do /s/.
   - Levar a mão junto à boca para sentir a passagem do ar através da língua e dos dentes (o sopro se produz de cima para baixo, oblíquo).
   - Fazer exercícios de lalação, observando-se a vibração no peito.

- Sendo o som do /s/ homorgânico perfeito de /z/, deve-se ter cuidado para que não se produza vibração das pregas vocais e, consequentemente, da mandíbula.
- Fazer a emissão surda e sonora do fonema.
- Passar por analogia de /fa/ para /sa/ com percepção do sopro.

4. Defeitos
- O /s/ é apertado; causa: o orifício é demasiado anterior e o sulco lingual muito pequeno.
- O /s/ é chiado; causa: o orifício é demasiado posterior e o sulco lingual demasiado grande, tende para /x/.
- O /s/ é lateral; causa: o sopro sai por um dos lados da boca; o sulco lingual não é mediano ou é demasiado largo.
- Em vez de /s/ pronuncia /ts/; causa: a língua entra em contato com os dentes ou com o céu da boca antes de abrir uma saída para o sopro.

/X/

1. Condições de produção
   A) Lábios entreabertos, projetados para frente.
   B) Dentes separados.
   C) Língua ligeiramente retraída.
   D) Palato levantado.
   E) Laringe sem vibração.
2. Efeito
   - Explosão sensível ao tato, com som chiado característico do /x/.
3. Processos de ensino
   - A ponta da língua fica em contato com a parte anterior do palato e forma, um pouco atrás do rebordo alveolar dos incisivos superiores, um orifício maior que para o /s/; os bordos laterais tocam o palato.
   - Levar a mão junto à boca para sentir a explosão do sopro através da língua e dos dentes, e produzindo um som chiado, peculiar do /x/.
   - Ensinar o /x/ com a ponta da língua no alto a fim de bem diferençar este fonema do /s/.

- Pede-se à criança para imitar, um após outro, os seguintes movimentos:
  - Abaixa-se o queixo e apoia-se a ponta da língua atrás dos incisivos superiores.
  - Retrai-se ligeiramente a língua no interior da boca, deixando a ponta levantada.
  - Eleva-se o queixo até os bordos da língua entrarem em contato com os molares;
  - Arredonda-se e adianta-se os lábios, depois emite-se o /x/.
- Fazer exercícios de lalação, observando-se o tom da voz e sua produção, com vibração torácica.
- Como esta consoante é homorgânica de /j/ (je), observar sua impostação para que não se produza com vibração das pregas vocais, que caracteriza o /j/.
- Fazer a emissão surda e sonora deste fonema.

4. Defeitos
- O /x/ é apertado; causa: o orifício é muito fechado.
- O /x/ parece com um /s/ impreciso; causa: o orifício é demasiado anterior.
- O /x/ não é suficientemente forte; causa: o orifício é demasiado posterior e aberto.
- O /x/ é labial; causa: o orifício labial é demasiado fechado e apertado.
- O /x/ é lateral; causa: a oclusão lateral linguopalatal é imperfeita.

/B/

1. Condições de produção
   A) Lábios cerrados.
   B) Dentes: maxilares separados.
   C) Língua plana (atrás dos incisivos inferiores).
   D) Palato levantado.
   E) Laringe com vibrações.
2. Efeito
- Ligeira explosão produzida pela separação dos lábios e vibração das pregas vocais.

3. Processos de ensino
- Lábios contraídos, com vibração causada pelo ar expirado estar sonorizado.
- Recorre-se à semelhança fazendo pronunciar /fa/ e /ba/ com percepção das vibrações no laringe e nos lábios.
- Exercícios de lalação, observando-se a posição do órgão fonador de modo que o educando não emita o som do seu homorgânico perfeito /p/ e do /m/ que é nasal.
- Pede-se ao paciente para fazer um sustento surdo, depois, em um sinal, um sustento sonoro muito curto e, ao fim, um afrouxamento forte, que se faz perceber sobre a mão colocada frente à boca.
- Levar o paciente a diminuir a pressão dos lábios e a aumentar as vibrações do laringe.
- A vibração das pregas vocais é percebida também nas bochechas.

4. Defeitos
- O /b/ é soprado; causa: a resistência labial é fraca demais.
- O /b/ parece com o /p/; causa: a pressão dos lábios é muito forte e as pregas vocais, em vez de vibrar logo que a oclusão labial é realizada, vibram somente no momento do afrouxamento.
- Em vez de /b/ pronuncia /mb/; causa: o véu do palato fica abaixado durante a emissão e levanta-se quando do descanso.
- Em vez de /b/ pronuncia /m/; causa: a corrente expiratória é nasalizada, porque o véu do palato é abaixado e não se verifica a ligeira explosão.
- Se o paciente encher as bochechas, deve-se mostrar no espelho que tal não acontece; o paciente coloca as mãos nas bochechas do terapeuta e depois, nas suas.
- Se o paciente nasalar o /b/, leva-se o seu dedo ao nariz do terapeuta e, depois, ao seu, fazendo-o sentir que não há vibração nos bordos nasais; caso persista a nasalação, pode-se mandá-lo inspirar fortemente e, fechando-se as duas narinas com os dedos, forçá-lo a expirar só pela boca.
- Se o paciente omitir a vogal, deve-se corrigi-lo prolongando a vogal que acompanha a consonância, colocando-se a mão no peito do aluno; fazer junto com o paciente ou, primeiro o professor e depois o aluno; diminuindo o prolongamento até o paciente falar naturalmente.

/D/

1. Condições de produção
   A) Lábios ligeiramente abertos.
   B) Dentes: maxilares separados.
   C) A língua apoia-se na arcada dentária superior.
   D) Palato levantado.
   E) Laringe com vibrações.
2. Efeito
   - Ligeira explosão do sopro e vibração das pregas vocais, sensível ao tato.
3. Processos de ensino
   - Pronuncia-se /d/ fazendo perceber a explosão do sopro e a vibração das pregas vocais no queixo.
   - Menos pressão com a língua contra a arcada dentária superior; o contato com o palato é menor que para o /t/.
   - Recorre-se à analogia pronunciando /p/, /b/, /t/ e /d/ com percepções das vibrações no queixo.
   - Faz-se pronunciar bbbb ou dddd, fazendo sentir-se as vibrações no queixo.
   - Exercícios de lalação, observando-se a posição do órgão fonador e a ressonância no peito.
   - Atenção com o fonema /d/ (sonoro) que é homorgânico do /t/ (surdo).
   - Observar bem a emissão do /d/, a fim de que não se produza nasalado como o /n/, demonstrar que não existe sopro nasal na emissão deste fonema.
4. Defeitos
   - O /d/ é soprado; causa: a resistência da língua é demasiado fraca, porque a língua apoia-se debilmente contra a arcada dentária.
   - O /d/ parece com o /t/; causa: a resistência da língua é muito forte. As pregas vocais, em vez de vibrarem logo que se realiza a oclusão linguodental, vibram somente quando do relaxamento, portanto, erradamente.
   - Em vez de /d/ pronuncia /nd/; causa: o véu do palato está abaixado durante a emissão e levanta-se no momento do descanso.

/G/ /GUÊ/

1. Condições de produção
   A) Lábios separados, acompanham o movimento da mandíbula.
   B) Dentes: maxilares separados.
   C) Língua: parte posterior levantada tocando o palato e formando com este uma oclusão; a ponta apoia-se nos incisivos.
   D) Palato levantado.
   E) Laringe com vibração.

2. Efeito
   - Ligeira explosão produzida pelo rebaixamento brusco da língua e vibração sensível ao tato.

3. Processos de ensino
   - Pronuncia-se /g/ (guê) fazendo perceber a explosão do sopro e vibração no queixo, apoiando menos a língua contra o palato e, por conseguinte, o contato linguopalatal é menor.
   - Apresentar a analogia pronunciando /p/ e /b/, /t/ e /d/, /c/ e /g/, com percepção das vibrações no queixo.
   - Faz-se pronunciar bbbbb, ddddd, ggggg, sentindo as vibrações no queixo.
   - Exercícios de lalação, observando-se a posição do órgão de fonação e a ressonância no peito.
   - Cuidar atentamente da imposição desta consoante (sonora) que é homorgânica perfeita do /c/ (surdo), através da sensibilidade sonora.
   - Fazer um sustento mudo, depois um sustento sonoro muito curto, enfim, uma emissão forte, cuja explosão percebe-se pelo tato.

4. Defeitos
   - O /c/ é soprado; causa: a resistência é fraca e uma parte do ar escapa durante o sustento.
   - O /g/ parece com o /c/; causa: a resistência lingual é muito forte e não há vibração das pregas vocais.
   - Em vez de /g/ pronuncia /ng/; causa: o véu palatino é abaixado durante o sustento e levanta-se no momento da emissão; observar ausência de vibração nas asas do nariz.

/V/

1. Condições de produção
   A) Lábios entreabertos.
   B) Dentes: os incisivos superiores apoiam-se no lábio inferior.
   C) Língua no estado de repouso.
   D) Palato levantado.
   E) Laringe com vibração.
2. Efeito
   - Vibração percebida pelo tato no laringe e no maxilar inferior.
3. Processos de ensino
   - Utiliza-se a analogia: pronuncia-se /f/ e /v/, fazendo perceber as vibrações no lábio inferior, no queixo ou no laringe.
   - Há um maior contato do lábio inferior com os incisivos superiores.
   - A corrente expiratória é menor que no /f/.
   - Exercícios de lalação, observando-se a posição do órgão fonador para que a criança não emita o som do seu homorgânico perfeito /f/.
   - Usar da analogia entre /p/ e /b/, /t/ e /d/, /c/ e /g/ fazendo perceber as vibrações de /b/, /d/, /g/ e /v/.
   - Observar a emissão do /v/, que pode ser emitido com o véu palatino abaixado, provocando um som acessório nasalado.
   - Observar a ressonância no peito.
4. Defeitos
   - O /v/ é fraco; causa: o lábio inferior aperta insuficientemente os dentes.
   - O /v/ é apertado; causa: a pressão do lábio inferior contra os dentes é muito acentuada.
   - Em vez de /v/ pronuncia /nv/; causa: a emissão é feita com o véu palatino abaixado durante o sustento.

/Z/

1. Condições de produção
   A) Lábios semiabertos, com tendência a afastar-se.
   B) Dentes bem aproximados.
   C) Língua: a ponta apóia-se nos incisivos inferiores.
   D) Palato levantado.
   E) Laringe com vibração.

2. Efeito
   - Vibração das pregas vocais sensíveis ao tato e um som zumbido do /z/.
3. Processos de ensino
   - Pronuncia-se /s/, /z/ ou /sa/, /sa/, /za/, fazendo perceber as vibrações no queixo.
   - Estabelecer a analogia com /s/ e /v/, fazendo pronunciar /s/, /z/ ou /v/, /z/ e sentindo a vibração no queixo.
   - Fazer exercícios de lalação, observando-se a produção do som e a ressonância no peito.
   - Esta consoante é homorgânica do /s/ (sê), por isso deve-se atentar para a sua impostação, com vibração.
4. Defeitos
   - O zumbido é muito fraco; causa: o orifício é demasiado aberto.
   - O /z/ parece /nz/; causa: o véu palatino está abaixado durante o sustento e levanta-se no momento da emissão.

/J/

1. Condições de produção
   A) Lábios entreabertos, projetados para a frente.
   B) Dentes: maxilares separados.
   C) Língua ligeiramente retraída.
   D) Palato levantado.
   E) Laringe com vibração.
2. Efeito
   - Vibração sensível ao tato, com sonorização característica do /j/.
3. Processos de ensino
   - Recorrer à analogia para /v/ e /z/, fazendo pronunciar /v/, /z/, /j/, com percepção das vibrações no queixo.
   - Fazer exercícios de lalação, observando-se a produção da voz e a ressonância torácica.
   - Atenção com sua impostação, pois é homorgânico do /x/. A criança deve ser levada a observar as vibrações do /j/.
4. Defeitos
   - O /j/ é fraco; causa: o orifício é demasiado aberto.
   - O /j/ é apertado; causa: o orifício é fechado demais.

/L/

1. Condições de produção
   A) Lábios abertos instintivamente, por um movimento reflexo.
   B) Dentes: maxilares separados.
   C) Língua: a ponta toca os alvéolos dos incisivos superiores.
   D) Palato levantado.
   E) Laringe com vibração.
2. Efeito
   - O ar expira-se pelos bordos da língua, apoiado nos molares e a vibração é sensível ao tato.
3. Processos de ensino
   - Mostra-se a posição da língua e faz-se perceber as vibrações no queixo e nas bochechas.
   - Exercícios de lalação, observando-se a voz torácica, para evitar a voz de falsete.
   - Faz-se pronunciar pa-la-pa, depois /pal/ e /la/, com percepção do sopro bucal com /l/ cochichado e depois /l/ sonoro.
   - Prestar atenção à emissão do /l/, a fim de que não se produza nasalado.
4. Defeitos
   - O /l/ é demasiado vocal; causa: a resistência lingual é muito fraca e as vibrações do laringe muito fortes; controlar o exagerado movimento da mandíbula.
   - O /l/ é explosivo; causa: a resistência lingual é muito forte e as aberturas laterais são insuficientes.
   - O /l/ é bucal (a consoante é quase cochichada); causa: as vibrações da laringe são inexistentes ou fracas.
   - O /l/ é nasalado; causa: o véu palatino está abaixado.
   - Como exercício muscular, pode-se colocar a língua para fora, dobrando a sua ponta para cima e para baixo.
   - Se houver omissões de vogais, fazer exercícios de pronunciar o fonema prolongando as vogais laa, lee, lii, colocando-se uma das mãos no peito e a outra na face ou debaixo do queixo.
   - Se o aluno nasalar o /l/ fazer o seguinte: falar primeiro o /a/ prolongado e, depois, /la/, prolongado o /a/; ir diminuindo o prolongamento até falar naturalmente /ala/; depois retirar o /a/ iniciar e falar /la/. Do mesmo modo com as outras vogais.

/M/

1. Condições de produção
   A) Lábios cerrados.
   B) Dentes: maxilares separados.
   C) Língua plana (atrás dos incisivos inferiores).
   D) Palato baixo (para nasalar a corrente de ar).
   E) Laringe com vibração.
2. Efeito
   - Separação dos lábios com vibração da maçã do rosto e asa do nariz.
3. Processos de ensino
   - Pronuncia-se /ma/ com um sustento prolongado de /m/ e um afrouxamento lento, passando do /m/ ao /a/; fazer as vibrações nos lábios e, depois, nas asas do nariz.
   - Cuidar para que não aperte muito os lábios.
   - Fazer exercícios de lalação, observando-se a posição do órgão fonador de modo que o paciente não adquira o vício de nasalar a voz, quando não estiver emitindo o /m/.
   - Atenção com a impostação do /m/, que é homorgânico de /p/ (surdo) e /b/ (sonoro).
4. Defeitos
   - Em vez de /m/ pronuncia /mp/ ou /mb/; causa: o véu palatino levanta-se no momento do afrouxamento.
   - Em vez de /ma/ pronuncia /an/; causa: o véu palatino levanta-se tarde demais ou não se levanta.
   - O /m/ é soprado; causa: a resistência labial é demasiado fraca.
   - O /m/ é forte demais; causa: a resistência labial é forte demais, um barulho parasita produz-se quando do afrouxamento do /m/.
   - A explosão do /m/ é fraca porque o ar, escapando pelo nariz, não pode ter pressão suficiente para provocar forte explosão.

/N/

1. Condições de produção
   A) Lábios ligeiramente abertos.
   B) Dentes: maxilares separados.
   C) Língua apoia-se na arcada dentária superior.

D) Palato abaixado.

E) Laringe com vibração.

2. Efeito

- A expiração se difunde para a cavidade nasal, com vibração da asa do nariz.

3. Processos de ensino

- Na pronúncia do /n/, a língua mantém a mesma posição do /d/, mas com sua parte posterior tocando os incisivos superiores; assim se evitará que na associação com as vogais, o /n/ se transforme em /d/, por exemplo: /ni/ é pronunciado muitas vezes /di/, quando lhe for ensinado o /n/ com a ponta da língua contra os incisivos superiores.

- Pronuncia-se /na/ com um sustento do /n/ prolongado e um afrouxamento lento passando do /n/ ao /a/, fazendo, ao mesmo tempo, sentir as vibrações no queixo.

- Levar o dedo à asa do nariz, de modo a sentir a vibração nasal antes da língua se afastar do palato; há também vibração da maçã do rosto.

- Utilizar a analogia fazendo pronunciar /ma/ e depois /na/.

- Exercícios de lalação, observando a posição do órgão fonador.

4. Defeitos

- Em vez de /n/ pronuncia /nt/ ou /nd/; causa: o véu palatino levanta-se no momento do afrouxamento.

- O /n/ é parecido com /l/ nasal; causa: a oclusão linguodental não está completa (a língua deixa o sopro escapar-se por uma das saídas marginais).

- O /n/ é molhado; causa: o contato linguopalatal é estalado de frente para trás e o abaixamento da língua é progressivo em vez de instantâneo.

- Em vez de /ma/ pronuncia /an/; causa: o véu palatino não se levanta para a vogal (a vogal que segue o /n/ é nasalizada).

/R/

1. Condições de produção

A) Lábios entreabertos.

B) Dentes: maxilares separados.

C) Língua: a ponta toca os alvéolos dos incisivos superiores.
D) Palato levantado.
E) Laringe com vibração.
2. Efeito
- Vibração da língua, com instantâneas interrupções sensíveis ao tato.
3. Processos de ensino
- A ponta da língua apoia-se nos alvéolos dos incisivos superiores e os bordos tocam os molares, permitindo a saída do ar lateralmente; a vibração da língua é sensível ao tato.
- A pronúncia do /r/, que é um som difícil de produzir, requer muita elasticidade e agilidade nos movimentos da língua.
- Entre os exercícios propedêuticos para a pronúncia do /r/ (rê), temos: vibração da língua através dos lábios e numerosos exercícios partindo do /t/ e /tr/, e tendo a língua na devida posição.
- Pronuncia-se /ara/ mostrando o movimento da língua e fazendo perceber as vibrações abaixo do queixo e o sopro interrompido na frente da boca, a seguir /ra/, /ar/ e, enfim, /r/.
- Exercícios de lalação, observando-se os órgãos de fonação.
4. Defeitos
- O /r/ é fraco; causa: a aproximação linguoalveolar é insuficiente.
- O /r/ é apertado; causa: a língua apoia-se contra o palato.
- O /r/ é cochichado; causa: as pregas vocais não vibram.
  Observações:
- Temos em português três espécies de /r/, cujo emprego é regional:
  - /r/ de ponta de língua (linguoalveolar).
  - /r/ de dorso de língua (linguopalatal).
  - /r/ de garganta (gutural ou uvular).
  - O /r/ de dorso de língua (linguopalatal) apresenta um inconveniente dado que a criança surda tem tendência a prolongar demasiadamente o rolamento, o que produz uma impressão desagradável e deixa as frases ininteligíveis.

/LH/

1. Condições de produção
   A) Lábios entreabertos.
   B) Dentes: maxilares separados.
   C) Língua: a ponta toca o palato e o ar sai pelos bordos laterais.
   D) Palato levantado.
   E) Laringe com vibração.
2. Efeito
   - Vibração da maçã do rosto sensível ao tato.
3. Processos de ensino
   - Mostrar a posição da língua igual à do /l/, mas o seu contato é mais posterior com o palato; no momento da emissão a língua desprende-se, progressivamente, dando uma pronúncia molhada.
   - Encontrando-se dificuldade para conseguir a perfeita pronúncia do /lh/, começar o treinamento com a articulação /lie/, até chegar mais rapidamente ao som exato.
   - Por efeito da vibração das pregas vocais há uma ressonância perceptível pelo tato nas bochechas e no queixo.
   - Exercícios de lalação, cuidando-se da posição da voz e das ressonâncias torácicas.
4. Defeitos
   - O /lh/ parece com /i/; causa: o fechamento linguopalatal é insuficiente.
   - O /lh/ não se produz molhado; causa: a língua não executa seu movimento de abaixamento progressivo.
   - O /lh/ é muito sonoro; causa: o movimento de abaixar a língua é muito forte.

/NH/

1. Condições de produção
   A) Lábios entreabertos.
   B) Dentes: maxilares separados.
   C) Língua: a ponta toca os incisivos inferiores, a parte média toca o palato.
   D) Palato baixo.
   E) Laringe com vibração.

2. Efeito
- O som passa à cavidade nasal em razão da obstrução caracteriza-da pela língua; a língua destaca-se progressivamente de diante para trás.

3. Processos de ensino
- Recorre-se à analogia partindo do /lh/; pronunciar /lha/ prolongando o sustento da consoante e fazendo perceber as vibrações nasais e constatar a ausência do sopro bucal.
- Faz-se pronunciar /na/ um certo número de vezes prolongando o sustento de /n/ (emitindo com a ponta da língua atrás dos incisivos inferiores); depois procura-se passar para /nh/ e outras vogais.
- Exercícios de lalação, observando a posição do órgão fonador para que o educando não adquira o vício de nasalar a voz quando não estiver emitindo um fonema nasal.
- Para conseguir a perfeita pronúncia do /nh/, começar o treinamento com a articulação /nie/, até chegar mais rapidamente ao som exato.

4. Defeitos
- O /nh/ parece com o /n/; causa: o movimento da língua toca os incisivos superiores.
- O /nh/ parece com o /lh/ nasalado; causa: o fechamento linguopalatal é incompleto.
- O afrouxamento do /nh/ é muito sonoro; causa: o movimento para abaixar a língua é muito forte.

/R/(Brando)

1. Condições de produção
   A) Lábios entreabertos.
   B) Dentes: maxilares separados.
   C) Língua: a ponta toca levemente os alvéolos dos incisivos superiores.
   D) Palato levantado.
   E) Laringe com vibração.

2. Efeito
- Vibração da língua sensível ao tato.

3. Processos de ensino
- Em folha com desenho de seis animais, o terapeuta diz, de uma só vez, para que o paciente cumpra as ordens:
  - Colorir o cachorro de marrom.
  - Contornar a vaca.
  - Riscar a borboleta.
- Em folha com seis desenhos diferentes, o terapeuta nomeia três e o paciente os marca.

  Dando a entonação adequada à frase, de acordo com a indicação dos parênteses:
  - Que coisa: (irritado).
  - Que coisa: (admirado).
  - Lindo, não?: (admirado).
  - Lindo não?: (ironizado).
  - Não faça isso: (aconselhamento).
  - Não faça isso: (bravo).
  - Chega! (professora para a classe em desordem).
  - Chega? (a mãe, ao servir o prato para alguém).

A Família

> "Conceber um ser especial é muito complicado e a aceitação é muito difícil.
> A estrutura da família começa a ruir comprometendo totalmente a sua dinâmica, fazendo com que o portador de necessidade especial não encontre o seu caminho e nem seu espaço.
> Entre a negação e a aceitação da deficiência há um longo caminho a ser percorrido.
> O que tem que ser trabalhado de imediato é o vínculo afetivo que a família deverá ter com ele. De uma certa forma facilita quando a família se sente como pessoas capazes de entender a situação e que existem profissionais adequados e capazes, para fazer diminuir bloqueios e ansiedades." (Alves, 2003, p. 27.)

Independente de qual seja a força de uma pessoa, dificilmente ela se encontra de fato preparada para se defrontar com o desespero real da eventualidade de uma criança deficiente.

Da mesma forma que uma doença ou lesão destrói o equilíbrio físico da pessoa afetada, suas consequências também provocam um grande estrago no funcionamento da unidade familiar. Com certeza, essa chegada provocará limitações permanentes a todas as atividades e exigirá da família tempo, energia e dinheiro em proporções extraordinárias. É-lhes pedido que aceitem uma realidade não desejada. A criança perfeita que esperavam não veio e, em seu lugar, terão de aceitar algo muito aquém de suas expectativas. Essa tomada de consciência traz consigo uma dor profunda e, nessa fase, surge o desejo da morte da criança e uma grande decepção.

Esse processo de lamentação, detonado pela primeira tomada de consciência da deficiência, é basicamente formado por lágrimas, decepção e descrença. Pode, inclusive, nessa fase, surgir o desejo da morte da criança. Esse também é um período de questionamento: Por que eu?

Um tempo para descobrir uma explicação: Será que Deus nos está punindo? Um período de culpa: Se ao menos tivéssemos procurado aquele outro médico... Se eu não tivesse tomado aqueles comprimidos... Se eu não tivesse bebido...

Os pais de crianças surdas também sentem vergonha, sentimento esse mais centrado nos outros do que a culpa. Aqui a preocupação é com o que as outras pessoas possam pensar ou dizer.

Assim como os pais e os outros, têm uma ideia vaga e imprecisa das causas de uma deficiência, daí as acusações.

"Jamais esquecerei a dor que senti quando minha sogra me recriminou: 'Eu não lhe falei para que não agisse daquela forma?' Ela estava convencida de que meu filho nascera Surdo porque frequentei festas durante toda a gestação. Mesmo depois das explicações médicas, o fato continuou a me incomodar. A insinuação me perseguia – a culpa era minha. Eu estava sendo castigada por minha leviandade."

O medo é outra emoção comum aos pais. O medo é natural mediante aquilo que desconhecemos. Receiam, para o futuro reservado a essa criança à piedade, dor, ridículo... Surgem novos questionamentos: haverá escolas adequadas, ofertas de emprego? Seremos fortes o bastante para atender a essa criança e às suas necessidades?

Acompanhado do medo vem a incerteza em relação à criança, à deficiência e ao seu prognóstico, a eficiência dos pais, a reação das pessoas a nós e à criança. Também acontece a inquietação no que tange ao julgamento desse filho no futuro: será que nos acusará? Nos odiará?

Não é raro, portanto, que após o nascimento da criança e o consequente assalto dos sentimentos devastadores para os quais todos estamos mal preparados, em geral se siga um período de profunda depressão.

O processo de encarar sentimentos e, em especial, emoções fortes não é fácil, exige força, sensibilidade e aceitação.

A inclusão começa na aceitação da família. Se temos uma família que não aceita a diferença do próprio filho, como é que ela vai conseguir com que a sociedade o aceite?

Isso começa exatamente na hora em que a mãe consegue despojar a criança utópica, aquela que ela sonhou em ter, e ela aceita aquela que ela teve, pois não há postos de trocas. O nosso filho é aquele que veio para nós e ele tem que ser aceito da forma como ele chegou. Não é fácil, muitas vezes as pessoas têm sonhos enormes em relação aos seus filhos e não conseguem lidar com o dado de realidade. Mas cada um de nós tem seu espaço dentro da sociedade.

A família é o mais importante agente de socialização. Ela deve promover a socialização, o desenvolvimento da personalidade do deficiente da audiocomunicação e dar afeto, pois a afetividade é imprescindível para seu ajustamento emocional e a sua segurança íntima, e a rejeição poderá trazer dificuldades futuras.

A família precisa aprender a replanejar a sua vida, traçar objetivos e se modificar para alcançá-los, sempre apoiando o deficiente da audiocomunicação nas suas necessidades básicas de comunicação; esse motivo os pais precisam saber tudo sobre surdez, diminuindo os conflitos e buscando soluções para o problema, lembrando sempre que o deficiente da audiocomunicação precisa de carinho, amor e tranquilidade.

O trabalho com os pais é, sem dúvida nenhuma, o princípio de toda educação e cabe a orientação aos mesmos de como vai ser importante a colaboração deles na estimulação. Lembramos que cada profissional também deve esclarecer aos pais dados em relação ao prognóstico, tratamento, dificuldades associadas que a criança possui interligadas à deficiência auditiva e a imperiosa tarefa de auxiliá-lo na aceitação do problema, conscientizando as possibilidades reais da criança.

Principais orientações:

- Quanto ao grau da surdez, tipos de atendimento necessários, possibilidades e limitações da criança.

- Relatar a importância do primeiro ano de vida para a linguagem no aproveitamento do resíduo auditivo.

- Sobre a utilização do AASI, o valor da amplificação sonora, a importância da aceitação, maneira correta de usar o aparelho, métodos ideais para a criança fazer uso da prótese.

- O valor do trabalho com a criança em relação ao futuro e a integração na sociedade.

- As diversas opções para a oralização.

- A importância da estruturação da linguagem até os 6 anos.

- Ajuda para selecionar, no ambiente familiar, os sons que podem atrair mais a atenção da criança ou aos que ela pode reagir com mais facilidade.

- Introduzir esses sons em jogos simples e ativos que permitam à criança descobrir a existência do som e sua capacidade para produzi-los ou interrompê-los.

- Reforçar as respostas espontâneas da criança aos estímulos sonoros aleatórios no ambiente, indicando-lhe a sua procedência e causa.

- Estimular a localização e diferenciação das fontes sonoras, já que as sensações desta criança são, em geral, muito difusas, em parte por sua surdez e também pela distorção da amplificação.

- Condições sociais, culturais e educacionais dos deficientes.

O PAPEL DA FAMÍLIA

> *"Há outro perigo talvez ainda maior, quando se trata de aceitar as limitações de outras pessoas. Às vezes, consideramos limitações qualidades que constituem, na verdade a força do outro. Talvez nos ressintamos em relação a elas porque não são exatamente as qualidades que esperamos da outra pessoa. O perigo se encontra na possibilidade de que não aceitemos a pessoa como ela é, mas tentemos transformá-la naquilo que esperamos." (Eleanor Roosevelt in Buscaglia, 2003, p. 19.)*

Cada criança traz consigo o potencial para aquilo que ela pode vir a ser, o que nem sempre coincide com o que os pais desejam que ela seja.

Quando existe conflito entre o que a criança é e as expectativas dos pais, é provável que haja também dificuldades no desenvolvimento emocional, social e intelectual. A criança, desde pequena, orienta-se pelo "sentir" e capta vivamente sua aceitação ou não.

O bebê surdo não traz visivelmente o sinal de sua surdez. Os pais o recebem e se relacionam com ele como se o mesmo fosse ouvinte, ou seja, como uma criança normal, sadia e perfeita. Falam e brincam com a criança o tempo todo em que ela está acordada, falam-lhe da situação que juntos vivenciam e sempre há espaço para as cantigas de ninar. Este é o procedimento que deverá ser mantido e intensificado para com a criança surda.

Com a descoberta da surdez, os pais geralmente ficam chocados e deprimidos, fechando-se então para o mundo e para a criança, pois veem nela o sonho desfeito, a fonte de suas frustrações.

A criança que sofre uma mudança brusca no relacionamento com os pais pode ficar afetada emocionalmente, trazendo repercussões no futuro. As crianças rejeitadas nos primeiros anos revelam, no futuro, seu sofrimento do presente, que poderá ser em forma de agressividade, dificuldades de aprendizagem etc., pois no íntimo carregam o pesado sentimento de que não são dignas de amor. As crianças que não tiveram ou não têm uma boa relação com as figuras parentais poderão ter dificuldades na socialização, pois o contato primário com o mundo das pessoas não lhes deixou marcas agradáveis. Portanto, necessitar de outras agora poderá ser fonte de novos sofrimentos.

Por outro lado, a criança surda que tem diante de si, desde o início da vida, um rosto alegre, expressivo, cheio de luz e de vida, que lhe fala constantemente, vai se sentindo gratificada nestes contatos e positivamente aceita pelas pessoas. Estas crianças, neste ambiente de calor, desenvolvem um autoconceito positivo, confiança em si própria e a certeza de ser amada. Tal criança cresce confiante em si mesma e vai ao encontro do futuro com espírito de aventura.

O desenvolvimento socioemocional está na dependência direta do relacionamento dos pais entre si, e destes com a criança, principalmente durante o primeiro ano de vida. Neste período torna-se o rosto humano o foco da atenção da criança.

Não ouvir a voz materna é a primeira e mais importante perda sofrida pela criança que nasce surda ou perde a audição nos primeiros meses de vida.

Para o bebê surdo, o conjunto de sinais visuais, como a expressão dos olhos, da testa, da face, o sorriso etc. equivalem à voz humana, sendo possível, então, a substituição do estímulo natural. É fundamental manter aí seu principal interesse, pois é no rosto e nos lábios que a criança surda vai "ver" e compreender toda a linguagem oral.

O bebê surdo, assim como os ouvintes, habitua-se desde cedo a estes sinais visuais, interiorizando, por meio deles, os estados de humor dos familiares.

Os pais querem preparar a criança para viver em um ambiente em que a maioria das pessoas é ouvinte. O lar é a primeira expressão deste mundo social. Se auxiliado corretamente, esta criança poderá sentir-se bem, como parte do grupo que frequenta e virá a frequentar. Os pais devem falar sempre com a criança surda. Ter algo a lhe dizer sempre que ela olhar-lhes. Falar, de preferência, das coisas que ela está fazendo. Ela necessita descobrir a importância das informações que encontra no rosto das pessoas, mais especificamente sobre os lábios.

Os pais não devem superproteger a criança surda, pois a superproteção a uma criança parece ser uma forma discreta de encobrir a rejeição e a culpa subjacente. A proteção excessiva e a rejeição são duas faces da mesma moeda e as consequências podem ser semelhantes. Através delas os pais podem desenvolver na criança o sentimento de inferioridade, de incapacidade, de incompetência, levando-a a duvidar de suas possibilidades de fazer conquistas pessoais.

> *"O mais importante agente de socialização é a família, pois a mesma executa a tarefa crucial de socializar a criança e modelar o desenvolvimento de sua personalidade, por isso, cabe a família da criança surda desdobrar-se em paciência e carinho constantes para exercer, além de seus papéis tradicionais, o de complementar, em casa a aprendizagem da linguagem. A afetividade é imprescindível para seu ajustamento emocional e a sua segurança íntima."* (Cupello, 1994, p. 170.)

Os pais podem estar chocados, assustados com a descoberta da surdez. Quem sabe sentindo-se decepcionados. Mas devem olhar para o filho não somente como filho, mas como uma criança. Vê-lo por aquilo que ele é e não através de sua deficiência. Tentar descobrir nele todas as suas possibilidades e todo seu potencial.

O acompanhamento psicológico à família é extremamente importante. Com ele a família passa a aceitar melhor a limitação auditiva da criança, eliminando, muitas vezes, o sentimento de culpa. Neste trabalho, deve ficar claro que a criança surda é igual às demais, devendo ser tratada da mesma forma.

A família necessita acreditar que o Surdo, se for trabalhado desde cedo, e se houver uma estimulação correta e intensa, será capaz de integrar-se perfeitamente no grupo dos ouvintes, já que, intelectualmente, não tem nenhum comprometimento que o impeça de aprender, desenvolver-se e, consequentemente, apresentar um desempenho semelhante ao do indivíduo de audição normal.

Os pais devem promover ao surdo formas de contato extraescolares com crianças de audição normal para que ele se habitue a esta convivência e se sinta à vontade no meio de ouvintes.

> *"Os Surdos que recebem uma base sólida da família, fato este que leva o Surdo a acreditar no seu próprio potencial, que é completado na escola especial e regular, quando leva dentro de si a imagem positiva dos estímulos adequados recebidos ao longo do tempo, tem elementos que podem modificar conceitos negativos existentes na sociedade, pela falta de reconhecimento, da sociedade em geral, do aspecto psicológico em relação ao mesmo." (Esser, 1995, p. 15.)*

DEVERES E DIREITOS DOS PAIS

A) São deveres dos pais para com o filho surdo:
- Prevenir, no que for possível, o aparecimento da surdez.
- Detectar precocemente a surdez.
- Encaminhar a criança para o centro de Pesquisas Audiológicas de um Hospital de Reabilitação para averiguar a possibilidade de se realizar o implante coclear (no Brasil, em Bauru, na Universidade de São Paulo, por exemplo).
- Buscar informações nos serviços comunitários, em especial nos das áreas de saúde e da educação.
- Buscar informações na comunidade, com profissionais de saúde (médico ORL, fonoaudiólogos).
- Solicitar ajuda dos parentes e amigos ouvintes (no caso de pais surdos) para educar seu filho.
- Dar a seu filho educação em escola adequada, sendo esta especial ou não. Isto independe do tipo e grau da perda auditiva, já que na maioria dos casos é a família quem escolhe o tipo de escola.
- Procurar ampliar seus conhecimentos.
- Trocar informações com pessoas que têm as mesmas dificuldades.
- Encaminhar as crianças aos serviços comunitários, principalmente aos da área médica e educacional.

- Acompanhar e participar dos atendimentos, especialmente, enquanto a criança estiver na faixa etária até 6 anos.
- Conhecer as formas de comunicação com a criança surda.
- Informar-se e conhecer as leis nacionais e regionais que amparam os pais de portadores de deficiência auditiva e, especificamente, que amparam o filho surdo, utilizando-se, inclusive, da Língua de Sinais para que os pais surdos também possam inteirar-se do assunto.
- Prestar orientação ao filho em todos os aspectos da vida social, moral, religiosa, educacional, cívica, cultural e profissional.
- Cooperar com os pais que são surdos para que possam desempenhar bem suas funções.

B) Os deveres dos pais surdos para com seus filhos ouvintes são:
- Melhorar sua comunicação com a comunidade ouvinte (no caso de pais surdos).
- Procurar ampliar a convivência com as pessoas ouvintes (parentes, vizinhos e amigos).
- Levar seu filho a desenvolver a Língua de Sinais e também a comunicação oral.
- Buscar orientação para o filho.
- Levar seu filho à escola.
- Solicitar ajuda, quando necessário, para que o filho possa se desenvolver globalmente como pessoa.

C) Os pais têm direito:
- De conhecer as metodologias e filosofias educacionais existentes em suas cidades ou comunidades.
- De fazer escolha para educar seu filho surdo dentro da filosofia e/ou metodologia em que acreditar ou desejar.
- Ter apoio (creches, programas de estimulação precoce e escolarização) para educar seu filho surdo.
- A propiciar o desenvolvimento de seu filho como pessoa, tendo direito à escola, à profissionalização e a emprego.
- A ter todo o tempo necessário para vencer inúmeros sentidos de confusão e dor que acompanham o fato de haver procriado um filho diferente.

A FAMÍLIA

- A obter informações precisas do ponto de vista médico, psicológico e educacional sobre as condições reais das possibilidades futuras do filho.
- A compreender claramente sua função pessoal no atendimento das necessidades específicas do filho.
- A participar das atividades de tratamento e reabilitação do filho.
- A participar dos programas terapêuticos e do planejamento contínuo dos novos objetivos que podem se tornar necessários em consequência do tempo, dos progressos e das novas observações realizadas durante o tratamento.
- A se informar sobre os sistemas de assistência existentes na comunidade para o atendimento de suas necessidades econômicas, intelectuais e emocionais.
- A estabelecer contato com outros pais de crianças portadoras de deficiência a fim de partilhar com eles seus sentimentos e esperanças, assim como suas atitudes humanas frente ao desafio que é a reabilitação de uma criança portadora de deficiência.
- A se desenvolver como pessoa, inclusive no que se refere à sua condição de pais de criança portadora de deficiência.
- A obter informações sobre avanços tecnológicos na área de saúde (implante coclear, por exemplo), na área de eletrônica (aparelho de amplificação sonora individual), e na área social (telefone, despertador, campainha, visualizador do choro do bebê etc.).

D) Os pais que são surdos têm o direito a:

- Ensinar ao filho, surdo ou ouvinte, a comunicar-se também em língua de sinais.
- Ter informação da forma como deverá cuidar e educar o filho.
- Obter informações na escola de acordo com a comunicação que utiliza. Caso haja necessidade, solicitar a presença de um intérprete de Língua de Sinais.
- Informar-se a respeito da legislação federal, estadual e municipal sobre os seus direitos e os direitos dos seus filhos, bem como de formar associação de pais surdos.

7 Educação Inclusiva

> *"Todas as crianças, jovens e adultos, em sua condição de seres humanos, têm direito de beneficiar-se de uma educação que satisfaça as suas necessidades básicas de aprendizagem, na acepção mais nobre e mais plena do termo, uma educação que signifique aprender e assimilar conhecimentos, aprender a fazer, a conviver e a ser. Uma educação orientada a explorar os talentos e capacidades de cada pessoa e a desenvolver a personalidade do educando, com o objetivo de que melhore sua vida e transforme a sociedade." (Marco de Ação de Dakar, abril de 2000.)*

Proposta de Educação acessível e de qualidade (contemplar as pessoas nos mais diferentes níveis de ensino), envolvendo a participação democrática de todos. É aprender a conviver, dialogar e perceber falhas no processo ensino-aprendizagem.

É o processo de Inclusão dos Portadores de Necessidades Educacionais Especiais ou de Distúrbio de Aprendizagem na rede comum de ensino em todos os seus graus.

Segundo Mrech (2005, p. 3/4), inclusão é:

> *"Atender aos estudantes portadores de necessidades especiais nas vizinhanças da sua residência;*
> *Propiciar a ampliação do acesso destes alunos às classes comuns;*
> *Propiciar aos professores da classe comum um suporte técnico;*
> *Perceber que as crianças podem aprender juntas, embora tendo objetivos e processos diferentes;*
> *Levar os professores a estabelecer formas criativas de atuação com as crianças portadoras de deficiência;*
> *Propiciar um atendimento integrado ao professor de classe comum."*

Em uma escola inclusiva devemos treinar e sensibilizar todos os funcionários da instituição, sendo importante, também, sensibilizar os pais, sobretudo dos não deficientes. Todos devem desempenhar um papel ativo no processo de inclusão.

> *"A participação plena começa desde a infância nas salas de aula, nas áreas de recreio e em programas e serviços. Quando crianças com deficiência se sentam lado a lado com outras crianças, as nossas comunidades são enriquecidas pela consciência e aceitação de todas as crianças. Devemos instar os governos em todo o mundo a erradicarem a educação segregada e estabelecer uma política de educação inclusiva." (Declaração de Sapporo–18/10/2002.)*

> *"O principio fundamental da escola inclusiva é o de que todas as crianças devem aprender juntas, sempre que possível, independentemente de quaisquer dificuldades ou diferenças que elas possam ter. Escolas inclusivas devem reconhecer e responder às necessidades diversas de seus alunos, acomodando ambos os estilos e ritmos de aprendizagem e assegurando uma educação de qualidade a todos através de um currículo apropriado, arranjos organizacionais, estratégias de ensino, uso de recurso e parceria com as comunidades. Na verdade, deveria existir uma continuidades de serviços e apoio proporcional ao contínuo de necessidades especiais encontradas dentro da escola." (Declaração de Salamanca–1994.)*

Partindo-se da premissa de que quanto mais a criança interage espontaneamente com situações diferenciadas, mais ela adquire o genuíno conhecimento, fica fácil entender porque a segregação não é prejudicial apenas ao aluno com deficiência, ela prejudica a todos porque impede que as crianças de escolas regulares tenham oportunidade de conhecer a vida humana com todas as suas dimensões e desafios. Sem bons desafios, como evoluir?

Vantagens:

1. Estudantes com deficiência:
   A) Aprendem a gostar da diversidade.
   B) Adquirem experiência direta com a variedade das capacidades humanas.
   C) Demonstram crescente responsabilidade e melhor aprendizagem através do trabalho em grupo, com outros deficientes ou não.

D) Ficam mais bem preparados para a vida adulta em uma sociedade diversificada: entendem que são diferentes, mas não inferiores.
2. Estudantes sem deficiência:
A) Têm acesso a uma gama bem mais ampla de papéis sociais.
B) Perdem o medo e o preconceito em relação ao diferente, desenvolvem a cooperação e a tolerância.
C) Adquirem grande senso de responsabilidade e melhoram o rendimento escolar.
D) São mais bem preparados para a vida adulta porque, desde cedo, assimilam que as pessoas, as famílias e os espaços sociais não
são homogêneos e que as diferenças são enriquecedoras para o
ser humano.

A educação inclusiva, mesmo em tempo parcial, é muito importante,
pois permite melhor avaliação do tempo que ainda vai precisar da educação especial, antes de sua integração definitiva e total na escola regular.
A integração total não indica abandono da criança; ao contrário, a equipe médico-pedagógica especializada, em perfeito acordo com a direção
da escola comum e a da classe em que a criança está integrada, continua
a oferecer a orientação e o apoio necessários ao Surdo e sua família.

PAPEL DA ESCOLA ESPECIAL
Ao descobrir a surdez da criança, a família deve procurar uma escola para
iniciar o processo de reabilitação, não esperando que a criança atinja a
idade escolar. Se a descoberta ocorrer precocemente maiores são as
chances de reabilitação. O trabalho de desenvolvimento da fala é feito levando-se em conta as etapas de aquisição de linguagem de uma criança
comum. Assim, quanto mais cedo a criança for estimulada, menor será a
defasagem que posteriormente deverá se integrar na escola comum.
A tarefa da escola especial deve ser a preparação do Surdo para se
integrar, de forma mais ampla, na sociedade e em escola comum. No
entanto, antes de pensar nessa alternativa deve ser feito um trabalho
que leve o Surdo a desenvolver uma comunicação que possibilite contato com a sociedade (Anexo VIII).
É preciso que o Surdo aprenda que cada coisa tem um nome e que
aprenda esses nomes para, pouco a pouco, ir estruturando sua lingua-

gem, estabelecendo uma comunicação mais adequada, primeiramente com sua família e amigos e, gradativamente, com grupos cada vez maiores. Esta é a tarefa primordial da escola especial, já que apenas ela tem recursos e está aparelhada para tal.

Quanto mais cedo a criança for introduzida à escola especial, menor é a sua dificuldade de integração. Levando-se em conta as diferenças individuais, a escola especial estará atenta para o grau da perda, a idade que a criança começou a ser atendida, o clima familiar, a época e a causa da surdez. Os fatores citados são de extrema importância para que se tenha noção do que fazer com a criança.

A educação precoce é indispensável, pois favorece a criação de novos esquemas de aprendizagem, evitando limitação de suas faculdades intelectuais, já que a aquisição de linguagem não ocorre naturalmente.

Se o Surdo receber oportunidades educacionais adequadas às suas necessidades, ele atinge um nível considerado satisfatório ao padrão de normalidade social, pois a aprendizagem provoca mudança, integração e estabilidade emocional.

O currículo da estimulação precoce deve envolver as áreas sensório-motoras, cognitiva e afetiva, com ênfase na estimulação auditiva e na linguagem. É muito importante a valorização do trabalho de estimulação auditiva e linguagem frente aos outros aspectos a serem desenvolvidos, já que é básico para que o restante do planejamento possa ser trabalhado.

No período preparatório deverão ser enfatizados a estruturação da linguagem e a alfabetização como base para a escolaridade que virá depois. O trabalho deverá envolver estimulação auditiva, estruturação da linguagem, iniciação matemática, educação psicomotora, leitura e escrita, socialização, expressão artística e educação para a vida prática.

Para que este processo ocorra de forma prazerosa devemos utilizar os seguintes materiais e recursos:

- Cartões confeccionados em cartolina branca contendo letras, sílabas, palavras e frases impressas em letras manuscritas e de imprensa.
- Cartões contendo figuras recortadas de revistas e coladas.
- Cartões com desenhos de temas específicos.
- Álbuns ilustrados.
- Bonecos representando a família.
- Mobílias.
- Utensílios de cozinha.

- Casa de boneca.
- Verduras, legumes, frutas de plástico.
- Instrumentos sonoros.
- Telefone.
- Campainhas diversas.
- Quebra-cabeças didáticos.
- Bichinhos de plástico ou borracha.
- Cartões ou objetos de cores.
- Caixa de estimulação de noções; tamanho formas, espessuras etc.
- Caixa de recortes de figuras para colagens.
- Roupas de meninos(as), de diversas estações.
- Cartazes diversos.
- Jogos lúdicos.
- Caderno de temas: a família, a casa, móveis, utensílios, roupas, instrumentos sonoros, brinquedos de meninos(as), meios de transportes, animais domésticos e selvagens, festas típicas, estações do ano etc.
- Caderno de onomatopeias.
- Caixa de material de sopro etc.

Sugestões:

- Agrupar os alunos de uma maneira que facilite a realização de atividades em grupo e incentive a comunicação e as relações interpessoais.
- Propiciar ambientes com adequada luminosidade, sonoridade e movimentação.
- Encorajar, estimular e reforçar a comunicação, a participação, o sucesso, a iniciativa e o desempenho do aluno.
- Adaptar materiais escritos de uso comum: destacar alguns aspectos que necessitam ser aprendidos, como cores, desenhos, traços, cobrir partes que podem desviar a atenção do aluno; incluir desenhos, gráficos que ajudem na compreensão; destacar imagem; modificar conteúdos de material escrito de modo a torná-los mais acessíveis à compreensão etc.
- Providenciar adaptação de instrumentos de avaliação e de ensino-aprendizagem.
- Favorecer o processo comunicativo entre aluno-professor, aluno-aluno, aluno-adultos.
- Providenciar *softwares* educativos específicos.

- Despertar a motivação, a atenção e o interesse do aluno.

- Apoiar o uso dos materiais de ensino-aprendizagem de uso comum.

- Atuar para eliminar sentimentos de inferioridade, menos valia e fracasso.

Estando alfabetizado, na maioria dos casos, o aluno estará preparado para ser integrado na escola comum. Quando não for possível a integração, é importante que o currículo do primeiro grau seja adaptado às condições do aluno surdo, dando ênfase no desenvolvimento da linguagem e no aperfeiçoamento da expressão oral.

Em qualquer fase que a criança se encontre, deve fazer parte do planejamento da equipe o atendimento aos pais, mantendo-os informados acerca das atividades que estão sendo desenvolvidas, para que possam dar continuidade às mesmas.

Na educação, há uma interdependência entre a família e a escola, e os pais precisam ter, neste processo, presença atuante e perseverante. Se desejam que a criança cresça, é necessário, progressivamente, colocá-la em contato com o mundo que a rodeia para permitir que ela faça suas experiências da vida real.

As experiências reais são a base sobre a qual a escola desenvolve seu programa de linguagem. A participação da criança na vida da família é a condição primordial para o desenvolvimento de sua compreensão, raciocínio, interesse e socialização da linguagem propriamente dita.

A linguagem da criança surda só pode se desenvolver e se fortalecer apoiada em suas vivências. Portanto, o constante contato com a escola permite a necessária troca de informações: a família sempre proporcionando experiências novas e a escola enriquecendo seu vocabulário e estruturando a linguagem correspondente.

Não há um momento preestabelecido para a integração do Surdo na escola comum. Essa integração é um processo individual, onde a escola especial deve estar atenta à prontidão de cada uma de suas crianças. Não adianta colocar a criança na escola comum visando apenas a socialização, sem levar em conta se a criança tem condições de desenvolver as mesmas atividades que as crianças do grupo vão desenvolver, em igualdade de condições. Não podendo acompanhar os trabalhos do grupo, a criança se sentirá frustrada, o que poderá acarretar uma série de problemas.

O ideal é que a criança seja integrada após a aquisição da linguagem básica de compreensão, apresentando uma emissão compreensível o suficiente para ser integrado.

Mesmo em escola regular, o Surdo deve continuar indo à escola especial, onde o mesmo receberá apoio para atingir melhor compreensão do conteúdo que está sendo trabalhado na classe comum.

Não é apenas com esses atendimentos que a escola especial irá completar sua parte nesse processo de integração do aluno. Ela deve ficar disponível para qualquer esclarecimento, já que, em muitos casos, a professora de classe comum não tem uma formação específica para saber como lidar com o Surdo. É necessário que a escola especial leve a ela informações essenciais para que o aluno venha integrar-se efetivamente.

Mesmo após levar essas informações ao professor, é extremamente necessário que a escola especial tenha sempre uma pessoa disponível para outros esclarecimentos e que possa servir de elo entre ambas, visando um acompanhamento constante do desenvolvimento do aluno.

É necessário que a escola comum saiba até onde o aluno surdo tem condições de rendimentos, assim como deve ser informada sobre as maiores dificuldades que o Surdo enfrenta.

A LEI EM VIGOR ESTÁ SENDO RESPEITADA?

"Certo é que nunca se falou tanto em inclusão de pessoas deficientes na sociedade em geral e, em especial, das pessoas surdas, seja nas áreas trabalhistas, esportivas, mas, principalmente, educacional.

Para se incluírem as pessoas surdas na sociedade, desenvolveram-se nas últimas décadas várias legislações com o fito de se estabelecerem direitos e obrigações, obrigações essas quase sempre imputadas às instituições públicas e privadas.

Não obstante, tais legislações, em várias circunstâncias e contextos, não são efetivadas corretamente e, consequentemente, acabam por excluir ainda mais tal camada social, ferindo assim o fundamento constitucional da dignidade humana destes indivíduos." (Novaes – 2010, p. 17/18.)

Lei de Educação de Todas as Crianças Deficientes (Lei 94-142), promulgada em 1975 e implementada na totalidade em 1980

Ela garante o acesso à educação gratuita e apropriada a todas as crianças deficientes e inclui os seguintes aspectos:

1. O direito ao devido processo da Lei. Foram determinadas garantias processuais a fim de assegurar o direito às provisões da lei no que se refere à classificação e nivelamento nas escolas. Os pais têm garantido o acesso aos registros escolares e o direito a opiniões imparciais quanto ao nivelamento da criança. Eles têm garantia a avaliações independentes sobre o filho.

2. Proteção contra testes discriminatórios durante a avaliação. Essa garantia assegura que o teste de nivelamento não será realizado com base em um único instrumento psicométrico e exige que os testes sejam administrados na língua nativa da criança.

3. Ambiente educacional menos restritivo. Essa provisão afirma que as crianças deficientes devem ser educadas em ambientes o mais semelhantes possível àqueles em que crianças não deficientes são educadas. Destina-se a proteger a criança dos pressupostos efeitos nocivos da segregação.

4. Programas educacionais individualizados. Os educadores devem preparar uma descrição por escrito do programa destinado a cada criança, a fim de que possa ser feito um controle: 1) os objetivos; 2) os serviços a serem prestados; 3) as etapas do programa e; 4) os critérios usados para determinar a sua eficácia (MacMillan, 1982).

Lei 9394/96, Capítulo V da Educação Especial

Art. 58. Entende-se por educação especial, para os efeitos desta Lei, a modalidade de educação escolar, oferecida preferencialmente na rede regular de ensino, para educandos portadores de necessidades especiais.

1º – Haverá, quando necessário, serviços de apoio especializado, na escola regular, para atender às peculiaridades da clientela de educação especial.

2º – O atendimento educacional será feito em classes, escolas ou serviços especializados, sempre que, em função das condições específicas dos alunos, não for possível a sua integração nas classes comuns de ensino regular.

3º – A oferta de educação especial, dever constitucional do Estado, tem início na faixa etária de 0 a seis anos, durante a educação infantil.

Art. 59. Os sistemas de ensino assegurarão aos educandos com necessidades especiais:

I – currículos, métodos, técnicas, recursos educativos e organização específicos, para atender às suas necessidades;

II – terminalidade específica para aqueles que não puderem atingir o nível exigido para a conclusão do ensino fundamental, em virtude de suas deficiências, a aceleração para concluir em menor tempo o programa escolar para os superdotados;

III – professores com especialização adequada em nível médio ou superior, para atendimento especializado, bem como professores do ensino regular capacitados para a integração desses educandos nas classes comuns;

IV – educação especial para o trabalho, visando a sua efetiva integração na vida em sociedade, inclusive condições adequadas para os que não revelarem capacidade de inserção no trabalho competitivo, mediante articulação com os órgãos oficiais afins, bem como para aqueles que apresentam uma habilidade superior nas áreas artística, intelectual ou psicomotora;

V – acesso igualitário aos benefícios dos programas sociais suplementares disponíveis para o respectivo nível do ensino regular.

Art. 60. Os órgãos normativos dos sistemas de ensino estabelecerão critérios de caracterização das instituições privadas sem fins lucrativos, especializadas e com atuação exclusiva em educação especial, para fins de apoio técnico e financeiro pelo Poder Público.

Parágrafo único – O Poder Público adotará, como alternativa preferencial, a ampliação do atendimento aos educandos com necessidades especiais na própria rede pública regular de ensino, independentemente do apoio às instituições previstas neste artigo.

Estatuto da Criança e do Adolescente

Cap. IV – Do direito à educação, à cultura, ao esporte e ao lazer.

Art. 53. A criança e o adolescente têm direito à educação, visando ao pleno desenvolvimento de sua pessoa, preparo para o exercício da cidadania e qualificação para o trabalho, assegurando-lhes:

I – Igualdade de condições para o acesso e permanência na escola;

II – Direito de ser respeitado por seus educadores;

III – Direito de contestar critérios avaliativos, podendo recorrer às instâncias escolares superiores;

IV – Direito de organização e participação em entidades estudantis;

V – Acesso à escola pública e gratuita próxima de sua residência.

Parágrafo único – É direito dos pais ou responsáveis ter ciência do processo pedagógico, bem como participar da definição das propostas educacionais.

Art. 54. É dever do estado assegurar à criança e ao adolescente;

I – Ensino fundamental, obrigatório e gratuito, inclusive para os que a ele não tiveram acesso na idade própria;

II – Progressiva extensão da obrigatoriedade e gratuidade ao ensino médio;

III – Atendimento educacional especializado aos portadores de deficiência, preferencialmente na rede regular de ensino;

IV – Atendimento em creche e pré-escola às crianças de 0 a 6 anos de idade;

V – Acesso aos níveis mais elevados do ensino, da pesquisa e da criação artística, segundo a capacidade de cada um;

VI – Oferta de ensino noturno regular adequado às condições do adolescente trabalhador;

VII – Atendimento no ensino fundamental, através de programas suplementares de material didático escolar, transporte, alimentação e assistência à saúde.

1º – O acesso ao ensino obrigatório e gratuito é direito público subjetivo.

2º – O não oferecimento do ensino obrigatório pelo Poder Público ou sua oferta irregular importa responsabilidade da autoridade competente.

3º – Compete ao Poder Público recensear os educados no ensino fundamental, fazer-lhes a chamada e zelar, junto aos pais ou responsável, pela frequência à escola.

Art. 55. Os pais ou responsáveis têm a obrigação de matricular seus filhos ou pupilos na rede regular de ensino.

Art. 56. Os dirigentes de estabelecimentos de ensino fundamental comunicarão ao Conselho Tutelar os casos de:

I – Maus-tratos envolvendo seus alunos;

II – Reiteração de faltas injustificadas e de evasão escolar, esgotados os recursos escolares;

III – Elevados níveis de repetência.

Art. 57. O Poder Público estimulará pesquisas, experiências e novas propostas relativas a calendário, seriação, currículo, metodologia, didática e avaliação, com vistas à inserção de crianças e adolescentes excluídos do ensino fundamental obrigatório.

Art. 58. No processo educacional respeitar-se-ão os valores culturais, artísticos e históricos próprios do contexto social da criança e do adolescente, garantindo-se a estes a liberdade de criação e o acesso às fontes de cultura.

Art. 59. Os municípios, com apoio dos Estados e da União, estimularão e facilitarão a destinação de recursos e espaços para programações culturais, esportivas e de lazer voltadas à infância e à juventude.

Declaração de Salamanca

Sobre princípios, política e prática em Educação Especial

1. Esta Estrutura de Ação em Educação Especial foi adotada pela conferência Mundial em Educação Especial organizada pelo governo da Espanha em cooperação com a UNESCO, realizada em Salamanca entre 7 e 10 de junho de 1994. Seu objetivo é informar sobre políticas e guias de ações governamentais, de organizações internacionais ou agências de auxílio, organizações não governamentais e outras instituições na implementação da Declaração de Salamanca sobre princípios, política e prática em Educação Especial. A Estrutura de Ação baseia-se fortemente na experiência dos países participantes e também nas resoluções, recomendações e publicações do sistema das Nações Unidas e outras organizações intergovernamentais, especialmente o documento "Procedimentos-Padrões na Equalização de Oportunidades para pessoas Portadoras de Deficiência. Tal estrutura de ação também leva em consideração as propostas, direções e recomendações originadas dos cinco seminários regionais preparatórios da Conferência Mundial.

2. O direito de cada criança à educação é proclamado na Declaração Universal de Direitos Humanas e foi fortemente reconfirmado pela Declaração Mundial sobre Educação para Todos. Qualquer pessoa portadora de deficiência tem o direito de expressar seus desejos com relação à educação, tanto quanto estes possam ser realizados. Pais possuem o direito inerente de serem consultados sobre a forma de educação mais apropriada às necessidades, circunstâncias e aspirações de suas crianças.

3. O princípio que orienta esta estrutura é o de que escolas deveriam acomodar todas as crianças independentemente de suas condições físicas, intelectuais, sociais, emocionais, linguísticas ou outras. Aquelas deveriam incluir crianças deficientes e superdotadas, crianças de rua e que trabalham, crianças de origem remota ou de população nômade, crianças pertencentes a minorias linguísticas, étnicas ou culturais, e crianças de outros grupos desvantajosos ou marginalizados. Tais condições geram uma variedade de diferentes desafios aos sistemas escolares. No contexto desta Estrutura, o termo "necessidades educacionais especiais" refere-se a todas aquelas crianças ou jovens cujas necessidades educacionais especiais se originam em função de deficiências ou dificuldades de aprendizagem. Muitas crianças experimentam dificuldades de aprendizagem e, portanto, possuem necessidades educacionais especiais em algum ponto durante a sua escolarização. Escolas devem buscar formas de educar crianças bem-sucedidas, incluindo aquelas que possuam desvantagens severas. Existe um consenso emergente de crianças e jovens com necessidades educacionais especiais devam ser incluídas em arranjos educacionais feitos para a maioria das crianças. Isto levou ao conceito de escola inclusiva. O desafio que confronta a escola inclusiva é no que diz respeito ao desenvolvimento de uma pedagogia centrada na criança e capaz de educar todas elas, de forma bem-sucedida, incluindo aquelas que possuam desvantagens severas. O mérito de tais escolas não reside somente no fato de que elas sejam capazes de promover uma educação de alta qualidade a todas as crianças: o estabelecimento de tais escolas é um passo crucial no sentido de modificar atitudes discriminatórias, de criar comunidades acolhedoras e de desenvolver uma sociedade inclusiva.

4. Educação Especial incorpora os mais do que comprovados princípios de uma forte pedagogia da qual todas as crianças possam se beneficiar. Ela assume que as diferenças humanas são normais e que, em consonância com a aprendizagem de ser adaptada às necessidades da criança, em vez de se adaptar a criança às assunções preconcebidas a respeito do ritmo e da natureza do processo de aprendizagem. Uma pedagogia centrada na criança é benéfica a todos os estudantes e, consequentemente, à sociedade como um todo. A experiência tem demonstrado que tal pedagogia pode, consideravelmente, reduzir a taxa de desistência e repetência escolar (que são tão características de tantos sistemas educacionais) e, ao mesmo tempo, garantir índices médios mais altos de rendimento escolar. Uma pedagogia centrada na criança pode impedir o desperdício de recursos e o enfraquecimento de esperanças, tão frequentemente consequências de uma instrução de baixa qualidade e de uma mentalidade educacional com base na ideia de que "um tamanho serve a todos". Escolas centradas na criança são, além do mais, a base de treino para uma sociedade baseada no povo, que respeita tanto as diferenças quanto a dignidade de todos os seres humanos. Uma mudança de perspectiva social é imperativa. Por um tempo demasiadamente longo, os problemas das pessoas portadoras de deficiências têm sido compostos por uma sociedade que inabilita, que tem prestado mais atenção aos impedimentos do que aos potenciais de tais pessoas.

5. Esta Estrutura de Ação compõe-se das seguintes seções:

I. Novo pensar em educação especial;

II. Orientações para ação em nível nacional:

    A. Política e Organização

    B. Fatores Relativos à Escola

    C. Recrutamento e Treino de Educadores

    D. Serviços Externos de Apoio

    E. Áreas Prioritárias

    F. Perspectivas Comunitárias

    G. Requerimentos Relativos a Recursos

III. Orientações para ações em níveis regionais e internacionais.

Conclusão

Sabendo-se que uma pessoa aprende a pensar na língua em que conversa, conclui-se que o momento da intervenção fonoaudiológica junto ao bebê surdo deve ocorrer o mais cedo possível, antes que uma linguagem gestual venha a suprir as dificuldades de comunicação oral.

O mundo em que a criança vive é sonoro, sendo assim, ao constatarmos a surdez de uma criança é de suma importância que se continue a falar com ela, o que permitirá que a criança perceba alguns elementos de ritmo, intensidade e duração da fala, tomando consciência dos sons e criando o hábito de estar atenta quando alguém lhe fala.

A aquisição de linguagem deve partir de situações vivenciadas pela criança, alcançando um dinamismo natural onde vamos "bombardear" a criança linguisticamente sobre tudo o que acontece com ela.

O professor, nos dias atuais, precisa se adequar à legislação, manter-se atualizado e rever constantemente suas posturas, assim como o meio em que ele atua. Necessita propor diálogos e reuniões que estejam contemplando as mudanças em nossa sociedade. Não pode haver rompimento entre a escola, a família e o terapeuta, nem uma jogar a responsabilidade nas costas do outro.

A escola precisa ser equipada, os profissionais atualizados, treinados e capacitados; bem como a família deve fazer a sua parte: promover o ajustamento de seus membros procurando ajuda profissional, caso necessite.

Uma sociedade se constrói com equilíbrio, com a preparação correta dos seus membros. A falta de bases familiar e educativa provoca perdas irreparáveis ao indivíduo.

Podemos concluir que o método audiofonatório vence os bloqueios existentes para a aquisição dos conceitos linguísticos causados pela surdez, pois acredita-se na existência dos limiares auditivos absolutos e diferencias, mostrando que por mais fundo que seja a lesão, há sempre uma gama de audição a ser educada ou reeducada, para que o Surdo possa discriminar o som em seus parâmetros básicos.

Os pais devem solidarizar-se com as crianças surdas, em sua luta por apreender o mundo com um sentido a menos que as demais crianças.

É de suma importância o início do trabalho de oralização da criança surda o mais cedo possível. É importante, também, que lhe seja dada a oportunidade do ensaio e erro durante todo o seu processo educativo, a fim de que, acertando e errando ela possa experimentar e desenvolver-se de uma forma confiante e aberta para o mundo e para as novas possibilidades.

Mesmo quando a criança não reage durante muito tempo à estimulação recebida, certo capital sensorial se desenvolve e a existência do sentido auditivo se manifesta com a continuação do trabalho de estimulação, após o primeiro ano de educação auditiva.

Acredita-se que assim a criança terá, imediatamente, uma boa voz sonora, de timbre agradável, sua voz natural.

Através dos novos conhecimentos, sabemos que a criança "surda-muda" não é senão uma criança surda, já que a mudez é apenas uma consequência da surdez quando não trabalhada.

As potencialidades intelectuais e afetivas do Surdo são as mesmas das demais crianças. Sua educação tem por objetivo a integração no mundo dos ouvintes, onde pode participar com eles dos estudos e da aprendizagem de uma profissão, visando uma vida pessoal, familiar e social normal.

O acesso do Surdo à linguagem oral não pode ser realizado a não ser através de seu desejo de integração no ambiente dos ouvintes, desejo esse que é, frequentemente, dos pais e que deve ser realizado o mais precocemente possível.

Anexo I

LEI Nº 10.436, de 24 de abril de 2002

Dispõe sobre a Língua Brasileira de Sinais – Libras e dá outras providências.

O PRESIDENTE DA REPÚBLICA Faço saber que o Congresso Nacional decreta e eu sanciono a seguinte Lei:

Artigo 1º – É reconhecida como meio legal de comunicação e expressão a Língua Brasileira de Sinais – Libras e outros recursos de expressão a ela associados.

Parágrafo único. Entende-se como Língua Brasileira de Sinais – Libras a forma de comunicação e expressão, em que o sistema linguístico de natureza visual-motora, com estrutura gramatical própria, constitui um sistema linguístico de transmissão de ideias e fatos, oriundos de comunidades de pessoas surdas do Brasil.

Artigo 2º – Deve ser garantido, por parte do poder público em geral e empresas concessionárias de serviços públicos, formas institucionalizadas de apoiar o uso e difusão da Língua Brasileira de Sinais – Libras como meio de comunicação objetiva e de utilização corrente das comunidades surdas do Brasil.

Artigo 3º – As instituições públicas e empresas concessionárias de serviços públicos de assistência à saúde devem garantir atendimento e tratamento adequado aos portadores de deficiência auditiva, de acordo com as normas legais em vigor.

Artigo 4º – O sistema educacional federal e os sistemas educacionais estaduais, municipais e do Distrito Federal devem garantir a inclusão nos cursos de formação de Educação Especial, de Fonoaudiologia e de Magistério, em seus níveis médio e superior, do ensino da Língua Brasileira de Sinais – Libras, como parte integrante dos Parâmetros Curriculares Nacionais-PCNs, conforme legislação vigente.

Parágrafo único. A Língua Brasileira de Sinais – LIBRAS não poderá substituir a modalidade escrita da língua portuguesa.

Artigo 5º – Esta Lei entra em vigor na data de sua publicação.

Brasília, 24 de abril de 2002; 181º da Independência e 114º da República.

FERNANDO HENRIQUE CARDOSO

Paulo Renato Souza

Este texto não substitui o publicado no D.O.U. de 25.04.2002.

Fonte: Revista Linguagem de Sinais, p. 15.

Anexo II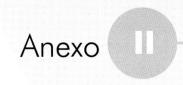

Atividades: Presença e Ausência do Som

- Ao colocarmos uma música, as crianças devem dançar. Ao interromper o estímulo (música), as crianças devem parar de dançar, retornando a dançar quando voltar a ouvir o som.

- Pintando com Música
  Pintar com tinta ou lápis de cera uma folha de ofício enquanto estiver ouvindo música. Sendo que a música, ocasionalmente, deverá ser interrompida de forma que a criança imediatamente pare de pintar, recomeçando somente quando a música voltar a tocar. Usar uma cor para cada folha, usando, de preferência, as cores primárias.

- Na Berlinda
  As crianças formarão um círculo, aos pares, meninas para dentro, meninos para fora e uma criança no centro (na berlinda). Todas dançam ao som de uma música. Quando a mesma parar, os meninos trocarão de par. Enquanto isso, a criança que estiver na berlinda tentará pegar uma menina. O menino que sobrar ficará na berlinda.

Fonte: Martinez (1999) e Annunziato (2002).

Anexo III

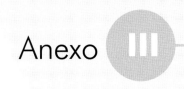

Atividades: Duração

- Emitimos sons com duração variada. As crianças identificam-nos desenhando um traço longo para os sons longos ou a letra U para os sons breves numa folha de papel, de acordo com a duração dos sons.

Sequências longo/breve

1 U	17 U _ _ _	33 U _ _ _ _	49 U _ _ U U
2 _	18 _ U _ _	34 _ U _ _ _	50 U U _ _ U
3 U U	19 _ _ U _	35 _ _ U _ _	51 U U U _ _
4 _ _	20 _ _ _ U	36 _ _ _ U _	52 _ U _ U U
5 U _	21 U U _ _	37 _ _ _ _ U	53 U _ U _ U
6 _ U	22 _ U U _	38 U U _ _ _	54 U U _ U _
7 U U U	23 _ _ U U	39 _ U U _ _	55 _ U U _ U
8 _ _ _	24 U _ U _	40 _ _ U U _	56 U _ U U _
9 U _ _	25 _ U _ U	41 _ _ _ U U	57 _ U U U _
10 _ U _	26 U _ _ U	42 _ U _ U _	58 _ U U U U
11 _ _ U	27 _ U U U	43 U _ U _ _	59 U _ U U U
12 _ U U	28 U _ U U	44 _ _ U _ U	60 U U _ U U
13 U _ U	29 U U _ U	45 U _ _ U _	61 U U U _ U
14 U U _	30 U U U _	46 _ U _ _ U	62 U U U U _
15 U U U U	31 U U U U U	47 U _ _ _ U	
16 _ _ _ _	32 _ _ _ _ _	48 _ _ U U U	

Fonte: Martinez (1999, p. 32 e 33).

Anexo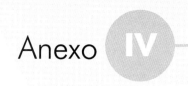

Atividades: Intensidade

- Caranguejo
  As crianças formam um círculo. Andam para frente na presença de um som forte e andam para trás na presença de um som fraco.
- Cada criança recebe uma folha de papel e 2 lápis de cera nas cores vermelha e azul. Na presença de um som forte, a criança faz o desenho referente a esse som (círculo grande vermelho). Ao som fraco, faz o desenho de um círculo pequeno (azul).
- Morto/Vivo
  Na presença de um som forte, as crianças agacham e, ao som fraco, as crianças ficam de pé.

Fonte: Annunziato (2002).

Anexo V

Atividades: Frequência

- Ordem e comando
  - Ao som do tambor (abaixar), ao som do pandeiro (ficar de pé), e ao som do chocalho (levantar os braços).
  - Ao som do guizo (abrir a boca) e ao som do tambor (fechar a boca).
  - Ao som do coco (marchar) e ao som do triângulo (jogar beijo).
  - Ao som da castanhola (fechar as mãos), ao som do chocalho (abrir as mãos).
- Todas as crianças de pé e com as mãos dadas formam um círculo. Ao som do tambor (fechar o círculo) e ao som do pandeiro (abrir o círculo).
- Todas as crianças ficam sentadas em círculo. Ao som do coco (encolher as pernas) e ao som do guizo (esticar as pernas).
- As crianças ficam de pé. Ao som do tambor (abaixam), ao som do coco (ficam de pé) e ao som guizo ficam na ponta dos dedos.
- Boneco de pedra e boneco de algodão.
  Ao som do tambor as crianças marcham como se fossem bonecos de pedra e ao som do guizo as crianças andam como se fossem bonecos de algodão.
- Boneco de neve
  As crianças marcham ao som do tambor. Quando este para de soar, elas param de marchar. Ao som do chocalho, fingem que derretem e vão dançando até o chão.
- O Sapo
  As crianças formam um círculo, sentadas, com as pernas esticadas. Ao som do coco encolhem as pernas, ao som do chocalho esticam as pernas e ao som do apito pulam abaixadas, imitando um sapo.

- Um passinho, um passão

  Desenhar no chão uma linha de partida e uma linha de chegada com 4 metros de distância uma da outra. As crianças posicionam-se na linha de partida. Ao som do tambor dão um passão e ao som do guizo dão um passinho. Continuam caminhando dessa forma até pisarem a linha de chegada.

- Distribuímos para cada criança uma folha de papel contendo uma linha horizontal. Executamos um som de cada vez, para que as crianças identifiquem a frequência (grave ou aguda). Se o som for grave, as crianças desenham uma bolinha vermelha abaixo da linha. Se o som for agudo, desenha uma bolinha verde acima da linha.

  Ex.: Som Agudo _____O_____ (verde)

  Som Grave O (vermelho)

Fonte: Annunziato (2002 e 2003).

Anexo VI

PROJETO PARA ORIENTAR O EDUCANDO DEFICIENTE AUDITIVO NA APRENDIZAGEM DA LÍNGUA

PERÍODO DE DESENVOLVIMENTO DA LINGUAGEM	OBJETIVO	CONTEÚDO PROGRAMÁTICO
Período pré-linguístico	Retomar a expressão fonoarticulatória	Expressão fonoarticulatória
Período Linguístico Período de Compreensão	Atingir a compreensão da Língua Portuguesa	Língua Portuguesa
Período Locutivo	Atingir a expressão global espontânea	Língua Portuguesa
Período Delocutivo	Atingir a organização gramatical	Língua Portuguesa
Linguagem Constituída	Atingir a real utilização da Língua Portuguesa	Língua Portuguesa

Fonte: COUTO (1988, p. 68).

ATIVIDADES	AVALIAÇÃO (MANIFESTAÇÃO LINGUÍSTICA)

1. Motoras
2. Sensoriperceptivas
 – educação auditiva
  • audição passiva
  • som/silêncio
  • duração-melodia ⎱ música
	↓ Voz ⎰ Vocalizações
	Melodia ⎱ Estruturas fonéticas
	Emissão ⎱ sem significado

1. Motoras
2. Sensoriperceptivas
 – educação auditiva ⎰ música
  • duração ⎱ movimento
  • melodia ⎱ dança
  • intensidade ⎱ canto
  • frequência
3. Linguísticas
 – conversas naturais (situações, brinquedos, materiais, revistas, livros)
 – "centros de interesse"
 – histórias
 – dramatizações
 – diálogos
 – execuções de ordens
 – expressões da língua
 – canto
	↓
	Compreensão global da língua, através da audição (amplificada e educada), complementada pela visão
	
	↓
	tentativas conscientes de emissão

1. Motoras e sensoriperceptivas, do período anterior 2. Educação auditiva, do período anterior, mais: – melodia, entonação – discriminação e – repetição de estruturas fonéticas 3. Linguísticas – do período anterior, com apoio do organograma – exercícios fonéticos	↓ desenvolvimento da compreensão ↓ descoberta de que "cada coisa tem seu nome" ↓ expressão global livre ↓ palavra
1. Educação auditiva – atividades do período anterior, com apoio cada vez mais aperfeiçoados 2. Linguísticas – do período anterior, com apoio do "Organograma de Linguagem" Do período anterior, cada vez mais desenvolvidas e aperfeiçoadas	↓ palavra-frase ↓ expressão oral com organização gramatical (sintaxe) ↓ estrutura frasal ↓ real utilização da Língua Portuguesa para comunicação oral e escrita (descoberta do "eu", "me", "mim", diferentes de "você", "se", "si"

Anexo VII

**AQUISIÇÃO DA LINGUAGEM PELO EDUCANDO DEFICIENTE AUDITIVO
ATIVIDADES REALIZADAS EM FUNÇÃO DA META PRINCIPAL
↓
AS ETAPAS DO DESENVOLVIMENTO DA LINGUAGEM**

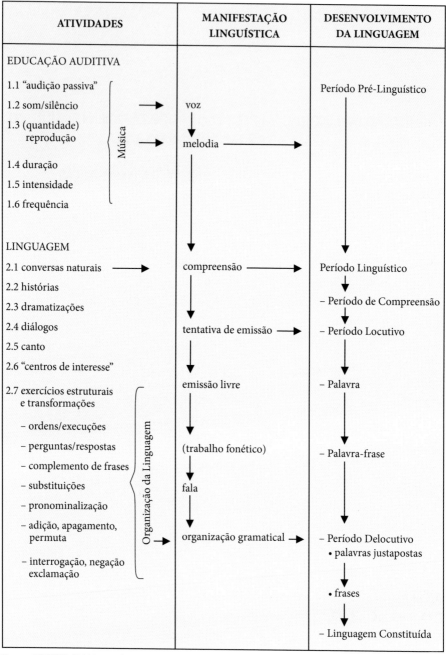

Fonte: COUTO (1988, p. 69).

Anexo VIII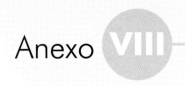

Todas as escolas, institutos e federações aqui relacionadas prestam algum tipo de atendimento aos Surdos.

ASSOCIAÇÃO ALVORADA CONGREGADORA DOS SURDOS
Rua Paranapiacaba, 127 – Piedade – Rio de Janeiro
Cep.: 20751-290
Tels.: 2594-8890/2592-6860

ASSOCIAÇÃO DE BEM AMADO DE SURDOS DO RIO DE JANEIRO
Rua Quarenta e Sete, s/nº – Quadra 47 – Lotes 22 e 33
Jardim Nossa Senhora das Graças – Campo Grande – Rio de Janeiro
Cep.: 23098-280
Tel.: 3575519

ASSOCIAÇÃO DE PAIS E AMIGOS DOS DEFICIENTES DA AUDIÇÃO
Rua Sá de Carvalho, 40 – 2º Andar – São Gonçalo – Rio de Janeiro
Cep.: 24440-710
Tel.: 2713-1298

APADA – ASSOCIAÇÃO DE PAIS E AMIGOS DOS DEFICIENTES DA AUDIÇÃO
Rua General Andrade Neves, 307 – São Domingos – Niterói – Rio de Janeiro
Cep.: 24210-001
Tels.: 2719-2031/2621-2080
Fax.: 2722-5813

ASSOCIAÇÃO DE PAIS E AMIGOS DOS DEFICIENTES AUDITIVOS DO RIO BONITO
Travessa Carvalho, 130 – Centro – Rio Bonito – Rio de Janeiro
Cep.: 28800-000

ASURJ – ASSOCIAÇÃO DOS SURDOS DO RIO DE JANEIRO

Rua Cacequi, 352 – Brás de Pina – Rio de Janeiro
Cep.: 20751-290
Tels.: 2594-8890/2592-6860

AVAS – ASSOCIAÇÃO VELAZQUES DE ASSISTÊNCIA AO SURDO

Travessa Guimarães Natal, 12 – Copacabana – Rio de Janeiro
Cep.: 22011-100

CASA DE CULTURA DO SILÊNCIO

Rua Ribeiro Guimarães, 338 – Tijuca – Rio de Janeiro
Cep.: 20511-070
Tel.: 2268-2002

CIESP – CASTORINA FARIA LIMA

Rua Helena Antipoff, s/nº – Monte Líbano – Nova Iguaçu –
Rio de Janeiro
Cep.: 26210-170

CIME.E. MÁRCIA LEITE DE ALMEIDA

Travessa Gumercindo de Oliveira, s/nº – Centro – Valença – Rio de Janeiro
Cep.: 27600-000

COMUNIDADE CRISTÃ DE ASSISTÊNCIA AOS SURDOS

Caixa Postal 85070 – Rio de Janeiro
Cep.: 20072-970

E.E.E.E. ANNE SULLIVAM

Rua São João, 127 – Centro – Niterói – Rio de Janeiro
Cep.: 24020-042

E.E.E.E. LEOPOLDO PULLIZ

Av. Irineu Reis, 594 – Granja – Paty dos Alferes – Rio de Janeiro
Cep.: 26950-000

E.E.E. NEUSA GOULART BRIZOLA

Av. Euterpe Friburguense, 191 – Nova Friburgo – Rio de Janeiro
Cep.: 28605-130

E.E.E.E PROF. ALVARO CAETANO DE OLIVEIRA

Rua Mululu da Veiga, 41 – Barreto – Niterói – RJ
Cep.: 24110-320

E.E.E.E. PROFESSORA MARIA IVETE CORREA DE VASCONCELOS

Rua Maris e Barros, 415 casa 5 – Tijuca – Rio de Janeiro
Cep.: 20270-003
Tels.: 2567-8455/2214-1448

E.M.E.E. ROMPENDO O SILÊNCIO

Rua Altamiro O'Reyly, 756 – Alvorada – Resende – Rio de Janeiro
Cep.: 27521-000

ESCOLA ALCEU AMOROSO LIMA

Rua Genaral Glicério, 186 – Laranjeiras – Rio de Janeiro
Cep.: 22245-120

ESCOLA MUNICIPAL DE EDUCAÇÃO BILÍNGUE PARA SURDOS HELLEN KELLER

Rua Pedra Azul, 314 – Aclimação – São Paulo
Cep.: 04109-000
Tels.: (11) 5573-0667/(11) 5573-4189
http://surdohk.blogspot.com.br/2011/09/primavera-chegando-na-hk.html

FEDERAÇÃO DESPORTIVA DE SURDOS DO ESTADO DO RIO DE JANEIRO

Rua Visconde de Inhaúma, 36 sala 406 – Centro – Rio de Janeiro
Cep.: 20091-007
Telefax: 2253-1841

FENEIS – FEDERAÇÃO NACIONAL DE EDUCAÇÃO E INTEGRAÇÃO DOS SURDOS

Rua Major Ávila, 379 – Tijuca – Rio de Janeiro
Cep.: 20511-140
Tels.: 2567-4800/2567-4880/2569-2801/2567-4800

INSTITUTO DE REABILITAÇÃO SANTO INÁCIO DE LOIOLA

Rua Etelvina Afonso de Carvalho, Quadra 9 – Lote 15
Nova Iguaçu – Rio de Janeiro
Cep.: 26173-410

INES – INSTITUTO NACIONAL DE EDUCAÇÃO DE SURDOS

Rua das Laranjeiras 232, Laranjeiras – Rio de Janeiro
Cep.: 22240-001
Tels.: 2285-7546/2285-7597/2285-7949
http://www.ines.gov.br

INSTITUTO NOSSA SENHORA DE LOURDES

Estrada Santa Marinha, 514 – Gávea – Rio de Janeiro
Cep.: 22451-240

INSTITUTO SANTA LÚCIA

Rua Marques de São Vicente, 316 – Gávea – Rio de Janeiro
Cep.: 22451-000

Bibliografia

Almeida EC, Drent LV, Paula A. *Deficiência auditiva. Como evitar e cuidar.* São Paulo: Atheneu, 2001.

Alves F. *Inclusão: muitos olhares, vários caminhos e um grande desafio.* Rio de Janeiro: WAK, 2003.

Annunziato VR. *Jogando com os sons e brincando com a música II.* São Paulo: Paulinas, 2003.

Annunziato VR. *Jogando com os sons e brincando com a música.* São Paulo: Paulinas, 2002.

Bevilacqua MC, Buffa MJMB. *A inclusão da criança deficiente auditiva no ensino regular uma visão do professor de classe comum.* – In Anais do Congresso Surdez e Escolaridade: Desafios e Reflexões, 17 a 19 Set. 2003/(organização). Rio de Janeiro: INES, Divisão de Estudos e Pesquisas, 2003.

Brasil. *Direito das pessoas portadoras de deficiência. Lei nº 7853 de 24/10/89.* Acesso em: 29 Set. 2004. Disponível em: <www.cedipod.org.br/w6corde.htm>

Brasil. Ministério da Educação e do Desporto. Secretaria de Educação Especial. *Subsídios para organização e funcionamento de serviços de educação especial: área de deficiência auditiva.* Série Diretrizes nº 6. Brasília: MEC/SEESP, 1995.

Brasil. Ministério da Educação e do Desporto. Secretaria de Educação Especial. *O processo de integração escolar dos alunos portadores de necessidades educativas especiais no Sistema educacional brasileiro.* Série Diretrizes nº 11. Brasília: SEESP, 1995.

Brasil. Secretaria de Educação Especial. *Deficiência auditiva.* Brasília: SEESP, 1997.

Bueno JGS. As políticas de inclusão e a escola especial. In *Fórum.* Rio de Janeiro: INES, 2000 Jan./Jun.; vol. 1.

Buscaglia L. *Os deficientes e seus pais. Um desafio ao aconselhamento.* 2. ed. Rio de Janeiro: Record, 1993.

Caddeira JCL. *Desenvolvimento linguístico e cognitivo e adaptação emocional e social do aluno surdo em diferentes espaços educativos.* Rio de Janeiro: Apostila da Jornada Carioca de Reabilitação Infanto Juvenil, 2002.

Campello MAC. A existência do resíduo auditivo e sua importância no trabalho com crianças em estimulação essencial. *Arqueiro Rio de Janeiro: INES* 2000 Jan./Jun.;1.

Campello MAC. *Terapia fonoaudiológica e surdez: crescendo com nossas crianças. Como fica o futuro?* Rio de Janeiro: INES, 2006 Jul./Dez., vol. 14.

Cesareo G. *Consequências* da privação auditiva no processo evolutivo – In Anais do Congresso Surdez e Universo Educacional, 14 a 16 Set. 2005/(organização). Rio de Janeiro: INES, Divisão de Estudos e Pesquisas.

Corrêa JM. *Surdez e os fatores que compõem o método áudio + Visual da linguagem oral para crianças com perda auditiva.* São Paulo: Atheneu, 2001.

Couto A. *Como posso falar: aprendizagem da língua portuguesa pelo deficiente auditivo.* Rio de Janeiro: Aula, 1988.

Couto A. *O Deficiente auditivo de 0 a 6 anos.* Vitória: Autor, 2000.

Couto A. *Percepção da fala.* Teste. Rio de Janeiro: AIPEDA, 1997.

Cupello R. *1000 perguntas em fonoaudiologia.* Rio de Janeiro: Revinter, 1994.

Declaração de Cave Hill. Acesso em: 23 Fev. 2005. Disponível em: <www.inclusao.com.br>

Declaração de Manágua. Acesso em: 23 Fev. 2005. Disponível em: <www.inclusao.com.br>

Declaração de Salamanca. Acesso em: 28 Set. 2004. Disponível em: <www.cedipod.org.br/salamanc.htm>

Declaração de Sapporo. Acesso em: 23 Fev. 2005. Disponível em: <www.inclusao.com.br>

Dias VLL. A inclusão só se faz bem com o coração. *Arqueiro Rio de Janeiro: INES* 2003 Jan./Jun.;7.

Educação para Inclusão. Acesso em: 25 Maio 2004. Disponível em: <www.jcwilke.hpg.ig.com.br/inclusao.htm>

Fernandes EM. *Ensino fundamental, currículo e inclusão.* In Anais do Congresso Surdez e Universo Educacional, 14 a 16 Set. 2005/(organização). Rio de Janeiro: INES, Divisão de Estudos e Pesquisas.

Fontes RS. História da educação especial no Brasil. *Revista Pedagógica* 2003 Nov./Dez.;9(54).

Goldfeld M. *A criança surda: linguagem e cognição numa perspectiva sociointeracionista.* 2. ed. São Paulo: Plexus, 2002.

Goldfeld M. Surdez. In: Goldfeld M. *Fundamentos em fonoaudiologia.* Rio de Janeiro: Guanabara Koogan, 1998.

Laborit E. *O vôo da gaivota.* São Paulo: Best Seller, 1994.

Lacerda CBF, Nakamura H, Lima MC. *Fonoaudiologia, surdez e abordagem bilíngue.* São Paulo. Plexus, 2000. p. 90-91.

Lei 9394/1996. *Estabelece as diretrizes e bases da educação nacional* – Conhecendo nossos direitos e deveres. Rio de Janeiro: INES, 2002, vol. III.

Lei Federal 8609/1990. *Estatuto da criança e do adolescente* – CMD CARJ – Prefeitura Rio – Desenvolvimento Social.

Lúcio DAB. *O cued speech ou o português falado complementado.* In: Anais do Congresso Surdez e Escolaridade: Desafios e Reflexões, 17 a 19 Set. 2003/(organização). Rio de Janeiro: INES, Divisão de Estudos e Pesquisas.

Mantoan MTE. A hora e a vez da educação Inclusiva. 5. ed. Editora Escala. Ano I. *Revista Educação & Família: Deficiência – A diversidade faz parte da vida* 2005.

Martinez ZO. *Atividades teóricas – Práticas em fonoterapia da Audição para crianças com Deficiência Auditiva – "A Frase".* São Paulo: Lovise, 1999, vol. 2.

Moura MC, Lodi AC, Harrison K. História e educação: o surdo, a oralidade e o uso de sinais. In: Lopes Filho. *O tratado de fonoaudiologia.* São Paulo: Roca, 1997.

Mrech LM. *O que é educação Inclusiva?* Acesso em: 23 Fev. 2005. Disponível em: <www.inclusao.com.br>

BIBLIOGRAFIA

Nascimento AL. *Educação precoce: um atendimento pedagógico.* Arquivo Rio de Janeiro: INES, 2000 Jan./Jun.;1.

Novaes EC. *Sudos: educação, direito e cidadania.* Rio de Janeiro: WAK, 2010.

Oliveira TCBC. *Sala de aula inclusiva:um desafio para a integração da criança surda –* in Anais do Congresso Surdez e Escolaridade: Desafios e Reflexões, 17 a 19 Set. 2003/(organização). Rio de Janeiro: INES, Divisão de Estudos e Pesquisas.

Oliveira, SG. *A Nova Educação e Você.* Unesco. Belo Horizonte: Autentica, 2003.

Pequeno ACA. *A família e o processo de escolarização do surdo jovem e adulto.* Arquivo Rio de Janeiro: INES, 2000 Jan./Jun., vol. 1.

Perdoncini G, Ivan I. Traduzido para a língua portuguesa por Alípia Couto. *Comunicação Infantil.* Rio de Janeiro: AIPEDA, 1996.

Pereira RC. *Aquisição de linguagem. Integração da criança surda.* Monografia. Rio de Janeiro: FRASCE, 2002.

Pereira RC. *Surdez: aquisição de linguagem e inclusão social.* Monografia. Rio de Janeiro: UCAM, 2005.

Revista Feneis 2002 Abr./Jun.;IV(14).

Revista Linguagem de Sinais. São Paulo: Escala, nº 01.

Revista Nova Escola. São Paulo: Abril. 2003 Set.

Revista Nova Escola. São Paulo: Abril. Edição Especial nº 11.

Revista Portal 2002 Ago.;I(1).

Saad T. *Surdez, aprendizagem e atenção.* In Anais do Congresso Surdez e Universo Educacional, 14 a 16 Set. 2005/(organização). Rio de Janeiro: INES, Divisão de Estudos e Pesquisas.

Salles ICM. Paradigmas da inclusão, algumas reflexões sobre a prática. In *Fórum.* Rio de Janeiro: INES, 2003 Jan/Jun.;7.

Strobel KL, Dias SMS. *Surdez: abordagem geral.* Federação Nacional de Educação e Integração dos Surdos. Curitiba: APTA, 1995.

Veschi JL. *Família e linguagem.* In Anais do Congresso Surdez e Universo Educacional, 14 a 16 Set. 2005/(organização). Rio de Janeiro: INES, Divisão de Estudos e Pesquisas.

Viana RL. *A integração do surdo. Uma abordagem multissensorial.* Rio de Janeiro: CELD, 1996.

Índice Remissivo

Número de página acompanhado de *f* refere-se à Figura.

A

Abordagem oral-manual, 7
Aluno surdo
  perspectiva histórica da educação do, 5
Anexo
  I, 103
  II, 105
  III, 107
  IV, 109
  V, 111
  VI, 113
  VII, 117
  VIII, 119
Aparelho de Amplificação Sonora Individual, 3
Audição, 1
  na aquisição da linguagem, 40
  passiva, 27
Audiograma
  de sons familiares, *43f*

B

Bebê
  surdo, 81
Bilinguismo, 9, 10
  conceito, 9
  LIBRAS, 10
  limitações, 11
  mitos sobre, 11
  vantagens, 11
Bimodalismo, 13

C

Código manual
  criação do, 5
Comunicação Total, 12
  definição, 12
  filosofia da, 8
  limitações, 14
  surgimento, 12
  vantagens, 12
Conclusão, 101
Criança
  ouvinte, a surda e o mundo sonoro, 39
  surdez de uma, 3

D

Datilogia, 13
Declaração de Salamanca, 97
Dicionário de sinais, 6
Disacusia
  central, 2
  de condução ou transmissão, 2
  mista, 2
  sensorioneural, 2

E

Educação auditiva, 24
  objetivo geral, 24
  objetivos específicos, 24
Educação inclusiva, 87
  estudantes
    com deficiência, 88
    sem deficiência, 89
  proposta, 87
Escola especial
  papel da, 89
Escola Municipal Ann Sullivan, 8
Escola Hellen Keller, 8
Escola Rompendo o Silêncio, 8
Estatuto da Criança e do Adolescente, 95

F

Família, 77
  agente de socialização, 79
  deveres e direitos dos pai, 83
  papel da, 80
  principais orientações, 79

ÍNDICE REMISIVO

Filosofia da Comunicação Total, 7
Filosofias educacionais para surdos, 9
  bilinguismo, 9
    limitações do, 11
    mitos sobre, 11
    vantagens do, 11
  oralismo, 14
    limitações, 16
    vantagens do, 15
  comunicação total, 12
    limitações, 14
    vantagens da, 14

I
Instituto Nacional de Educação dos
  Surdos, 8

L
Lei de Educação de Todas as Crianças
  Deficientes, 94
Lei 9.394/96, 94
LIBRAS, 9
  aquisição da, 8, 10
  inclusão da, 11
Língua Brasileira de Sinais, 7, 8
Língua de sinais, 6
Linguagem, 41
  aquisição de, 3, 43
  desenvolvimento da, 44
    estratégias que favorecem o, 49
    no indivíduo surdo, 44
      período linguístico, 45
      período pré-linguístico, 45
  estruturação da
    no surdo, 50
  oral
    acesso à, 4
    de forma diglóssica, 8
  organograma da, 52
    objetivos do, 53
  principais teorias e autores, 42

M
Método
  acupédico, 19
    criação, 19
  áudio + visual de linguagem oral, 20
    definição, 20
    estágio, 21
    objetivos, 21

aural, 19
  criação, 19
  treinamento, 20
    da leitura orofacial, 20
Perdoncini, 22
  características, 22
  conselhos, 34
  definição, 22
  educação auditiva, 24
  enfoques, 23
  estratégias gerais, 35
  princípios fisiológicos, 23
  requisitos para um bom resultado, 33
verbotonal, 18
  desenvolvimento, 18
  objetivos do, 19
  técnicas, 18
    audiovisual, 18
    conjunto, 18
    individual, 19
    rítmica corporal, 18
    rítmica musical, 19

O
Oralismo, 14
  característica, 14
  limitações, 16
  vantagens, 15
Oralização
  filosofia educacional, 6
  metodologias de, 17
    desenvolvimento da linguagem, 18
    leitura orofacial, 18
    treinamento auditivo, 18
    treinamento sensorial, 18
    treino fonoarticulatório, 18
  técnicas de, 55
    consoantes, 58-76
    vogais, 55
  trabalho de, 3
Orelha
  externa, 1
  interna, 1
  média, 1

P
Perdoncini
  método, 22
    características, 22
    educação auditiva, 24
    enfoques, 23

etapas do trabalho auditivo, 27
princípios fisiológicos, 23
Pidgin, 13

S

Salamanca
Declaração de, 97
Sinais
dicionário de, 6
metódicos, 6
Som
presença e ausência de, 28

Surdez
características da, 2
definição, 2
estratégias gerais para atendimento a, 35
privação sensorial, 2
Surdo
aluno, 4
desenvolvimento da linguagem no, 44
direito legal do, 5
e a sociedade, 1
filosofias educacionais para, 9